서울대학병원

제1회 전공필기시험 모의고사

〈 간 호 학 〉

성 명		생년월일	
시험시간	60분	문 항 수	50문항

〈응 시 전 확 인 사 항〉

○ 문제지의 해당란에 성명과 생년월일을 정확히 쓰시오.

○ 답안지의 해당란에 성명과 생년월일을 쓰고 답을 정확히 표시하시오.

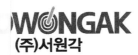

WONGAK
(주)서원각

KB019122

1 다음 중 암 환자 화학요법(chemotherapy)의 적응증으로 옳지 않은 것은?

① 종양 제거가 어려운 경우
② 전이로 인한 예측할 수 없는 종양의 위험이 높을 경우
③ 방사선 요법에 효과가 없을 경우
④ 수술 후 재발의 위험이 있을 경우
⑤ 종양이 퍼져 있을 경우

2 세포 손상의 원인으로 옳지 않은 것은?

① 저산소증은 세포 손상을 일으키는 가장 흔한 원인이다.
② 허혈은 세포 손상을 일으킬 가능성이 높다.
③ 몸 안의 면역 또는 염증 반응으로는 세포가 손상되지 않는다.
④ 바이러스 감염 또는 세균 감염에 의해서도 손상될 수 있다.
⑤ 유전적 장애도 다양한 세포 손상의 원인이 된다.

3 사구체 여과율을 결정하는 요인으로 옳지 않은 것은?

① Na+, Cl-, K+ 등의 이온 여과와 재흡수
② 사구체 장벽의 여과계수
③ 사구체 내의 정수압
④ 사구체 내의 교질삼투압
⑤ 보우만주머니 내의 정수압

4 뇌하수체의 난포자극 호르몬(FSH)에 대한 설명으로 옳은 것은?

① 에스트로겐 자극에 의해 분비된다.
② 배란 유도 및 배란 후 황체 형성을 유발한다.
③ 에스트로겐, 프로게스테론의 분비를 촉진한다.
④ 난포성숙의 마지막 완숙 과정에 관여한다.
⑤ 난소의 원시난포 성숙을 유도하여 성숙난포로 성장하게 한다.

5 요로감염 예방을 위한 행동으로 옳지 않은 것은?

① 장시간 좌욕으로 근육이완을 돕는다.
② 소변의 산성화를 위해 크랜베리 주스를 마신다.
③ 3L 이상의 수분 섭취를 통해 소변을 희석한다.
④ 회음부는 앞에서 뒤로 닦는다.
⑤ 규칙적인 배뇨를 통해 소변정체를 막는다.

6 파킨슨병 환자들은 도파민 보충을 위해 Levodopa 제제의 약물을 복용한다. 다음 중 Levodopa 제제의 약물을 복용하는 환자 및 가족에게 교육하는 사항이 아닌 것은?

① 안정제 복용을 금한다.
② 공복 시 복용하며 금식 중에도 복용하도록 한다.
③ 기립성 저혈압을 조심하며 체위 변경 시에는 천천히 하도록 한다.
④ 약물 투여 시간 가까이에 단백질 음식을 섭취하는 것이 좋다.
⑤ Vitamin B6 식품 섭취를 금한다.

7 학령전기 아동에 관한 설명으로 옳은 것은?

① 스트레스 반응으로 퇴행 현상이 나타날 수 있으며 치료가 필요하다.

② 질병에 대해 완전히 이해하게 된다.

③ 보존개념을 이해할 수 있다.

④ 죽음에 대해 완전히 이해하게 된다.

⑤ 현실과 상상을 혼동할 때에는 논리적으로 바로잡아야 한다.

8 지역사회 간호사의 역할 중 자신의 권리를 주장할 수 있도록 돕는 역할은 무엇인가?

① 변화촉진자　　　　② 교육자

③ 상담자　　　　　　④ 협력자

⑤ 대변자 · 옹호자

9 초기 기독교 시대의 의료와 의료기관에 대한 설명으로 옳지 않은 것은?

① 최초의 방문 간호는 푀베에 의해 시행되었다.

② 여집사를 중심으로 조직화된 간호를 시행하였다.

③ 마르셀라는 자신의 집을 수도원으로 만들어 가난하고 병든 자들을 돌보았다.

④ 파울라는 순례자를 위한 호스피스를 마련하였다.

⑤ 다이아코니아는 오늘날의 종합병원이다.

10 효과적인 의사소통 기술 중 많은 정보를 얻기 위해 대상자가 충분히 감정을 표현하여 말을 할 수 있도록 하는 기술은?

① 적극적 경청　　　② 침묵 유지

③ 명료화　　　　　④ 말문 열기

⑤ 개방적 질문

11 다음 중 복막투석에 대한 설명으로 옳은 것은?

① 3 ～ 5시간의 짧은 치료 시간

② 전문적 장비 필요

③ 전신적 헤파린 요법

④ 식이 제한 필요

⑤ 환자 스스로 쉽게 조작 가능

12 다음 중 악성 신생물의 특성으로 옳은 것은?

━━━ 보기 ━━━

㉠ 성장이 빠르다.

㉡ 섬유성 피막에 쌓여 있다.

㉢ 전이되지 않는다.

㉣ 분화가 잘 안 되어 있다.

㉤ 다른 조직에 침윤하면서 성장한다.

㉥ 유사분열 형태가 없다.

① ㉠㉡㉤　　　　　② ㉠㉣㉤

③ ㉢㉤㉥　　　　　④ ㉢㉣㉥

⑤ ㉣㉤㉥

13 정맥류(Varicose vein)의 증상으로 옳지 않은 것은?

① 길고 곧게 튀어나온 혈관

② 거친 피부

③ 장기간 서 있을 때 악화됨

④ 조이는 감각 및 가려움

⑤ 야간 종아리 근육 경련

14 다음 중 드레싱의 종류와 그 목적으로 옳지 않은 것은?

① 투명 필름 드레싱은 삼출액이 적은 상처의 1차 드레싱으로 사용된다.

② 하이드로 콜로이드 드레싱은 삼출물을 흡수하며 오염원으로부터 상처를 보호한다.

③ 하이드로 겔 드레싱은 신경 말단을 촉촉하게 하여 통증을 완화시킨다.

④ 알지네이트 드레싱은 상처의 표면에 겔을 형성해 습기를 유지시킨다.

⑤ 폴리우레탄 폼 드레싱은 삼출물 흡수가 목적이며 상처 표면에 수분을 제공한다.

15 시야가 흐릿하다고 하며 두통을 호소하는 환자의 활력징후를 측정하였더니 빈맥이 나타났다. 또한 ABGA 상 pH 7.1, HCO_3^- 24mEq/L, PCO_2 140mmHg이 측정되었다. 다음 중 어떤 산, 염기 불균형을 나타낸 것인가?

① 호흡성 알칼리증   ② 호흡성 산증

③ 대사성 알칼리증   ④ 대사성 산증

⑤ 과산소포화

16 위 – 식도 역류 질환(GERD)의 간호중재로 옳지 않은 것은?

① 충분한 수분을 섭취한다.

② 저지방, 고섬유의 식습관을 가진다.

③ 취침 시 앙와위를 취한다.

④ 배변 시 강하게 힘주지 않는다.

⑤ 무거운 물건을 들지 않는다.

17 다음 중 갑상샘 절제술 후 응급상황으로 옳지 않은 것은?

① BP 70/45 mmHg, HR 128회/분

② Chvostek's sign

③ Trousseau's sign

④ 수술 후 다음날 쉰 목소리

⑤ 목이 조이는 느낌

18 만성 기관지염과 폐기종의 공통적인 증상과 징후로 옳은 것은?

① $PaCO_2$ 상승, PaO_2 저하

② 공명음

③ 기좌호흡

④ 기침, 객담이 적음

⑤ 체중 감소

19 다음 중 심폐소생술(CPR)의 순서대로 옳은 것은?

> **보기**
>
> ㉠ 도움 요청, 119 신고
> ㉡ 가슴 압박
> ㉢ 회복 확인
> ㉣ 반응 확인
> ㉤ 호흡과 맥박 확인
> ㉥ 기도유지, 인공호흡

① ㉠ – ㉢ – ㉡ – ㉥ – ㉣ – ㉤

② ㉠ – ㉤ – ㉥ – ㉡ – ㉣ – ㉢

③ ㉠ – ㉣ – ㉡ – ㉥ – ㉢ – ㉤

④ ㉠ – ㉣ – ㉡ – ㉥ – ㉢ – ㉤

⑤ ㉣ – ㉠ – ㉤ – ㉡ – ㉥ – ㉢

20 간호사가 피부반응검사(AST)를 실시하지 않고 항생제를 투여한 후 환자가 전신 두드러기와 가려움 증상을 호소하였다. 이 경우 간호사는 어떤 법적 의무를 지키지 않은 것인가?

① 설명 및 동의의 의무

② 비밀유지의 의무

③ 확인의 의무

④ 주의의 의무

⑤ 진료 요청에 응할 의무

21 다음 중 욕창의 고위험에 해당하지 않는 것은?

① 체중 증가

② 비정상적인 임상결과

③ 체액 불균형

④ 감각 이상

⑤ 부동

22 대동맥판막 협착에 대한 설명으로 옳은 것은?

① 3대 대표 증상으로 DOE, 협심증, 운동 시 실신이 있다.

② 우심부전의 증상은 질병 초기 단계에 나타난다.

③ 10년 이상 증상 없이 지내는 경우가 많다.

④ 초기 증상으로 피로, 허약감, 기좌호흡, 발작성 야간 호흡 등이 있다.

⑤ 주로 젊은 남성에게 호발한다.

23 혈전증 및 색전증의 치료제로 사용되는 Heparin에 대한 설명으로 옳지 않은 것은?

① aPTT를 주기적으로 확인해야 한다.

② 출혈의 부작용이 있다.

③ antithrombin Ⅲ의 항응고 작용을 촉진 한다.

④ 혈소판 감소증이 나타날 수 있다.

⑤ 임신 중에는 사용하면 안 된다.

24 문제 중심 기록을 위한 SOAP 형식의 간호과정 서술에 대한 내용으로 옳지 않은 것은?

① S(Subject data)는 주관적 자료로서 환자의 말을 있는 그대로 기록한 것을 말한다.

② O(Object data)는 객관적 자료로서 환자가 관찰한 사실을 기록한다.

③ A(Assessment)는 주관적 자료와 객관적 자료를 분석한 후 진단을 내리는 것이다.

④ A(Assessment)는 주관적 자료와 객관적 자료를 분석한 수 대상자의 문제를 나타낸다.

⑤ P(Planning)은 사정에서 제시된 진단을 해결하기 위한 간호중재의 기록이다.

25 다음 중 괴사의 종류와 설명으로 옳지 않은 것은?

① 응고괴사는 괴사의 가장 흔한 형태로 핵은 소실되었으나 세포의 윤곽은 쉽게 알아볼 수 있다.

② 액화괴사는 강한 가수분해 효소의 작용으로 발생한다.

③ 괴저괴사는 혈액공급이 상실된 후 세균 감염이 동반된 경우에 나타난다.

④ 효소성 지방괴사는 효소단백의 변성으로 단백분해가 차단되어 생긴다.

⑤ 건락괴사는 결핵 병소인 육아종성 염증 반응에서 볼 수 있는 응고괴사의 일종이다.

26 색전증의 종류와 설명으로 옳지 않은 것은?

① 정맥성 색전증은 우측 심장을 통한 폐동맥 색전증을 말한다.

② 동맥성 색전증은 색전이 동맥 순환을 따라 이동하는 경우를 말한다.

③ 지방 색전증은 지방 성분이 혈류로 들어가 막는 것을 말한다.

④ 공기색전증은 공기가 혈관 내에서 기포를 형성하여 색전이 되는 것을 말한다.

⑤ 양수 색전증은 대부분 대퇴 심부정맥에서 발생한 색전이다.

27 다음 중 재활간호 사업에 대한 설명으로 옳지 않은 것은?

① 장애인의 신체, 정식, 사회적 및 경제적 능력을 최대한 발휘하도록 도와주는 것이다.

② 재활의 궁극적인 목표가 장애인의 사회 통합은 아니다.

③ 의학적, 사회적, 교육적, 직업적 수단을 동원해 상호 조정하여 훈련한다.

④ 장애인의 능력을 최고 수준에 도달하도록 하는 간호 사업이다.

⑤ 장애인의 잠재적 능력은 극대화하여 수용할 만한 삶의 질을 성취하도록 하는 것이 목표 중 하나이다.

28 위관 삽입 시 위관 튜브의 위치가 알맞게 들어간 경우는?

① 주사기로 위 내용물을 흡인했을 시 위액이 나오지 않는다.

② pH 테스트 종이 위에 주사기로 흡인한 내용물을 떨어뜨릴 때 결과가 pH 7이다.

③ pH 테스트 종이 위에 주사기로 흡인한 내용물을 떨어뜨릴 때 결과가 pH 2이다.

④ 검상돌기에 청진기를 대고 주사기로 공기를 주입하면 소리가 나지 않는다.

⑤ 하복부에 청진기를 대고 주사기로 공기를 주입하면 소리가 난다.

29 다음 중 신생아의 대동맥판협착증에 관한 설명으로 옳지 않은 것은?

① 대동맥판협착증일 경우 체순환량이 감소하게 된다.

② 대부분 무증상이며 협착이 심한 경우에도 증상이 거의 나타나지 않는다.

③ 상, 하지의 맥박의 차이가 나타난다.

④ 좌심실 혈류 저항 증가로 좌심실 비대가 나타난다.

⑤ 심도자술 시행 시 대퇴동맥을 천자하였을 경우 천자 부위를 압박해 출혈을 예방하는 것이 우선적이다.

30 다음 중 혈액의 조성에 대한 설명으로 옳지 않은 것은?

① 혈액의 정상 pH는 7.35 ~ 7.45로 약알칼리이다.

② 약 70kg의 체중인 성인의 혈액량은 약 5L 정도이다.

③ 혈액의 성분 중 2 ~ 30%는 물이며 나머지는 단백질, 지방질, 무기질 등으로 이루어져 있다.

④ 혈액의 비중은 약 1.06이다.

⑤ 전혈의 약 55%는 혈장, 약 45%는 적혈구, 나머지 1% 미만은 백혈구와 혈소판으로 이루어져 있다.

31 발열 대상자의 단계별 간호 중재로 옳지 않은 것은?

① 오한기의 증상은 오한, 피부 창백과 냉기, 소름 등이다.

② 오한기에는 담요를 덮어주고, 수분 섭취를 증가하도록 한다.

③ 발열기의 증상은 갈증, 근육통, 무기력, 기면상태 등이다.

④ 발열기에는 차가운 물로 목욕하도록 하며 수분 섭취를 제한시킨다.

⑤ 해열기에는 심한 발한, 탈수, 피부상기등의 증상이 나타난다.

32 관절 범위 운동을 시행하는 목적에 대해 옳지 않은 것은?

① 보행 준비를 한다.

② 부동 및 마비로 인한 합병증을 예방한다.

③ 관절이 굳지 않게 한다.

④ 관절 기능을 저하시킨다.

⑤ 근력을 유지시킨다.

33 직무 스트레스의 요인 중 집단 차원에 해당하는 것은?

① 역할 과중

② 조직 분위기

③ 경영 관리 스타일

④ 지위, 신분상의 문제

⑤ 역할 미 발휘

34 진단서 기재 사항 중 옳지 않은 것은?

① 병명 및 질병분류기호
② 입·퇴원 연월일
③ 의료기관의 명칭 및 주소
④ 진단 연월일
⑤ 처방 의약품 명칭

35 손 씻기가 반드시 필요한 경우가 아닌 것은?

① 침습적인 검사 시행 전
② 혈액, 체액, 분비물 등과 접촉한 후
③ 환자 접촉 전
④ 투약 전
⑤ 동료 의료진과의 접촉 전

36 REM 수면 및 NREM 수면의 특징으로 옳지 않은 것은?

① 깨기가 매우 어려운 수면 단계는 NREM 4단계이다.
② 혈압, 맥박, 호흡이 증가하는 시기는 REM단계이다.
③ 수면 전반부에만 존재하는 단계는 NREM 1단계이다.
④ 노인은 NREM 3, 4단계 수면이 감소한다.
⑤ REM단계 시 뇌파활동이 활발하고 꿈을 꾸게 된다.

37 간호 계층별 간호관리자의 역할에 대한 것으로 옳지 않은 것은?

① 최고관리자는 간호 부서의 대변자로 병원의 중요한 의사결정에 참여한다.
② 최고관리자는 임상 간호의 발전을 위한 연구를 지휘한다.
③ 중간관리자는 간호 부서의 정책수립과 업무집행에 참여한다.
④ 일선관리자는 간호 단위를 대표하여 간호 부서의 회의에 참여한다.
⑤ 일선관리자는 환자의 간호요구, 간호사의 능력을 파악하여 업무를 적절히 배분해야 한다.

38 조현병의 증상 중 뚜렷한 목적 없이 신체적인 운동을 반복하는 것은 무엇인가?

① 긴장성 혼미   ② 상동증
③ 기행증   ④ 자동증
⑤ 거부증

39 요실금의 종류와 설명으로 옳지 않은 것은?

① 일시적 요실금은 건강 상태에 따라 일시적으로 나타난다.
② 기능적 요실금은 불수의적이며 예측할 수 없는 요 배출이 나타난다.
③ 스트레스성 요실금은 복압 증가 시 소량의 소변이 노출된다.
④ 긴박성 요실금은 강한 긴박감 후 불수의적인 요 배출이 나타난다.
⑤ 반사성 요실금은 방광 용량이 감소하여 불수의적 배출이 나타나는 것이다.

40 목표관리의 장점에 관한 것으로 옳지 않은 것은?

① 업무의 효율화

② 자기개발 및 자아실현

③ 조직 구성원의 활성화

④ 경쟁의식 초래

⑤ 통제수단

41 동기부여이론 중 성취동기 이론에서 성취동기가 높은 사람의 특성으로 옳지 않은 것은?

① 문제 해결에 대해 책임지는 것을 선호한다.

② 일의 성취로 인한 보상에 관심을 갖는다.

③ 자신의 능력을 발휘하여 자부심을 높이려 한다.

④ 즉각적인 피드백을 강구한다.

⑤ 적절한 위험을 즐긴다.

42 1년의 범위에서 의료면허자격이 정지되는 사항으로 옳지 않은 것은?

① 의료인의 품위를 심하게 손상시키는 행위를 한 때

② 의료인이 아닌 자로 하여금 의료행위를 하게 한 때

③ 진단서·검안서 또는 증명서를 거짓으로 작성하여 내주었을 때

④ 진료기록부 등을 거짓으로 작성하거나 고의로 사실과 다르게 기재·수정한 때

⑤ 태아 성 감별 행위 금지를 위반한 때

43 조직화의 기본 원리에 대한 설명으로 옳지 않은 것은?

① 계층제의 원리는 역할의 체계, 권한과 책임의 정도에 따라 직무등급이 나뉘는 체계이다.

② 통솔범위의 원리는 한 사람의 통솔자가 통솔할 수 있는 범위를 초과해서는 안 된다는 원리이다.

③ 명령 통일의 원리는 두 명의 상사에게 직접 지시를 받는 것이 가능하다는 원리이다.

④ 분업, 전문화의 원리는 업무를 종류와 성질에 따라 나누어 구성원이 한 가지 주된 업무를 맡도록 일을 분담하는 것이다.

⑤ 조정의 원리는 공동 목표를 달성하기 위해 구성원의 행동을 통일할 수 있도록 하는 것이다.

44 인슐린 의존성 당뇨병(1형 당뇨병)에 관한 설명으로 옳은 것은?

① 서서히 진행되며 40세 이상에서 발병한다.

② 과체중과 관련이 있다.

③ 식이 요법으로 조절할 수 있다.

④ 경구용 혈당저하제는 복용하지 않도록 한다.

⑤ 당뇨성 케톤산증이 거의 발생하지 않는다.

45 의료법 개정에 따른 간호의 변화에 대한 설명으로 옳지 않은 것은?

① 1962년 면허를 위한 국가고시제가 시행되었다.

② 1962년 조산사의 교육과정이 분리되었다.

③ 1973년 간호 고등 기술학교가 개설되었다.

④ 1981년 간호사의 보수교육이 의무화되었다.

⑤ 1990년 가정간호사를 업무분야별 간호사로 인정하였다.

46 임신하면 여러 가지 징후가 나타난다. 다음 중 임신의 징후에 관해 알맞게 짝지어진 것은?

① Mcdonal's sign - 자궁 협부의 연화
② Hegar's sign - 자궁 경부의 연화
③ Chadwick's sign - 질 벽과 질 전정의 자청색
④ Braunvon Fernwald's sign - 종양처럼 보이는 비대칭성 증대
⑤ Ladin's sign - 경부 반대쪽으로 자궁 체부가 기울어짐

47 경구 피임약의 장점으로 옳은 것은?

① 정확한 시간에 복용하지 않아도 된다.
② 피임 성공률이 높다.
③ 월경통, 월경과다의 증상을 악화시킨다.
④ 부작용이 없다.
⑤ 성병을 예방할 수 있다.

48 보건 교육의 교육 매체 종류와 그 장점으로 옳은 것은?

① 실물은 다수의 대상자가 있을 경우에 사용할 수 있다.
② 모형은 확대, 축소가 가능해 세부적 부분까지 관찰할 수 있다.
③ 융판은 섬세한 설명이 가능하다.
④ 인쇄물은 학습자의 흥미를 유발하기 쉽다.
⑤ 슬라이드 환등기는 주의 집중이 잘되도록 한다.

49 치료적 인간관계의 단계에 대한 설명으로 옳지 않은 것은?

① 치료적 인간관계는 '상호작용 전 단계 - 오리엔테이션 단계 - 활동단계 - 종결단계'로 이루어져 있다.
② 상호작용 전 단계는 자기탐색을 하는 과정이다.
③ 오리엔테이션 단계는 신뢰감, 협력 관계 등을 형성하여 간호계획을 수립하는 단계이다.
④ 활동 단계는 진행 사항과 목적달성 여부에 대해 평가하는 단계이다.
⑤ 종결단계에서 스트레스를 유발할 수 있으며 대상자의 적응적 행동을 지지하여야 한다.

50 직무 평가 방법 중 각 직무를 보상요인별로 서열을 정하는 방법은 무엇인가?

① 서열법
② 직무등급법
③ 직무분류법
④ 점수법
⑤ 요소 비교법

서울대학병원

제2회 전공필기시험 모의고사

〈 간 호 학 〉

성 명		생년월일	
시험시간	60분	문 항 수	50문항

〈응시 전 확인 사항〉

○ 문제지의 해당란에 성명과 생년월일을 정확히 쓰시오.

○ 답안지의 해당란에 성명과 생년월일을 쓰고 답을 정확히 표시하시오.

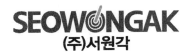

SEOWONGAK
(주)서원각

1 응급실을 통해 입원한 환자가 불안하고 초조한 모습을 보이며 '혈압 100/45mmHg, 맥박 120회/min, 호흡 24회/min'이 측정되었다. 피부는 창백하며 차고 축축하였으며 핍뇨 증상을 나타내었다. 이 환자가 나타내는 쇼크는?

① 심인성 쇼크

② 패혈성 쇼크

③ 신경성 쇼크

④ 아나필락틱 쇼크

⑤ 저혈량성 쇼크

2 A형 간염에 감염된 환자의 간호 중재로 옳지 않은 것은?

① 환자에게 수시로 손 닦기를 교육한다.

② 환자의 체액에 접촉될 가능성이 있을 땐 장갑, 마스크 등을 착용한다.

③ 혈액, 성 접촉 등에 의해 감염될 수 있다.

④ 환자의 혈액이나 체액과 접촉된 의료 기구를 다룰 땐 장갑을 착용하도록 한다.

⑤ 대소변 관리 등의 위생에 신경 쓰도록 교육한다.

3 다음 중 세포의 적응에 관한 설명으로 옳지 않은 것은?

① 세포 적응에는 생리적 적응과 병적 적응이 있다.

② 세포 증식은 기능적 부하의 증가 또는 호르몬에 대한 반응으로 발생한다.

③ 세포 비대는 조직을 구성하는 세포가 원래의 구조를 유지하면서 부피만 증가하는 것을 나타낸다.

④ 세포 위축은 혈류공급의 감소, 신경지배의 상실, 영양장애, 노화 등이 원인이 된다.

⑤ 세포 화생은 성숙된 세포가 다른 형태의 성숙된 세포로 대치되는 것을 말한다.

4 위장관의 주요 호르몬의 종류와 생리적 작용으로 옳게 짝 지어 진 것은?

① 가스트린(Gastrin) – 위산과 위액분비를 촉진

② 가스트린(Gastrin) – 위 수축

③ 콜레시스토키닌(CCK) – 췌액효소분비

④ 시크레틴(Secretin) – 담낭 수축

⑤ 위억제성 펩티드(GIP) – 인슐린 분비 촉진

5 불면장애의 중재 방법으로 옳지 않은 것은?

① 규칙적인 기상 시간을 지킨다.

② 불규칙한 낮잠을 피한다.

③ 수면과 관계없는 자극을 침실에서 제거한다.

④ 원하는 수면시간에 도달할 때까지 취침 시간을 지연시킨다.

⑤ 주간에 적당한 운동량을 유지한다.

6 재산과 지위를 모두 포기하여 가난한 사람들에게 나눠주고, 기독교의 가르침을 따라 전도와 간호를 했던 집단은 무엇인가?

① 기사간호단

② 탁발승단

③ 군사간호단

④ 자선간호단

⑤ 카이저스베르트 간호사 양성소

1

7 만성 폐쇄성 폐질환(COPD) 환자는 퇴원 후 자가간호가 중요하다. COPD 환자에게 교육해야 할 내용으로 옳지 않은 것은?

① pursed lip breathing

② 하루에 2 ~ 3L 수분 섭취

③ 소량씩 잦은 식사

④ 효율적인 객담 배출을 위한 교육

⑤ 탄수화물 80% 이상의 고열량식이

8 제왕절개 분만의 적응증으로 옳지 않은 것은?

① 모체가 고혈압성 질환이 있는 경우

② 과거 제왕절개 분만의 경험이 있을 경우

③ 태아에게 아두골반 불균형이 있을 경우

④ 태아가 사망한 경우

⑤ 전치태반 혹은 태반조기박리 시

9 여성 유방 종양에 대한 설명으로 옳지 않은 것은?

① 섬유샘종은 양성종양으로 주위 경계가 분명하다.

② 섬유샘종은 20대와 30대에서 주로 발생한다.

③ 관내유두종은 유두관내의 상피 세포가 유두상으로 증식하는 양성 종양이다.

④ 유방암은 40대와 50대에서 주로 발생하는 악성 종양이다.

⑤ 유방암은 침윤성 관암이 임상적으로 예후가 가장 좋다.

10 다음 중 요추 천자에 대한 설명으로 옳지 않은 것은?

① 요추 천자는 L3 – L4 또는 L4 – L5 사이에 시행한다.

② 정상적인 뇌척수압은 60 ~ 180mmH2O(5 ~ 15mmHg)이다.

③ 정상적인 뇌척수액은 무색, 투명하다.

④ 뇌종양이 의심될 때 요추 천자를 시행한다.

⑤ 요추 천자 직후엔 반듯한 자세로 누워 있어야 한다.

11 독일의 모관제도에 관한 설명으로 옳지 않은 것은?

① 간호계 발전을 저해한 요소로 작용하였다.

② 졸업 후에도 간호사들은 계속해서 이 제도와 연결되어 졸업 후의 생활도 제재를 받았다.

③ 고된 부담과 강요된 생활, 빈곤에 시달렸다.

④ 뿌리 깊은 신념으로 모관의 개혁은 쉽게 이루어지지 않았다.

⑤ 조산학 대학과 연계된 학교에서 지방자치 비용으로 교육을 하였다.

12 다음 중 심폐소생술에 관한 설명으로 옳지 않은 것은?

① 가슴압박과 인공호흡의 비율은 15:1 이다.

② 기본 순서는 가슴압박 – 기도개방 – 인공호흡 이다.

③ 가슴압박의 깊이는 5 ~ 6cm 정도 이다.

④ 성인의 맥박 확인은 경동맥이나 대퇴동맥을 10초 정도 확인한다.

⑤ 가슴압박의 속도는 분당 100 ~ 120회 정도가 적당하다.

13 파킨슨병의 증상에 대해 옳은 것은?

> ─────── 보기 ───────
>
> ㉠ 강직   ㉡ 진전
> ㉢ 저속 보행   ㉣ 빠른 운동
> ㉤ 가면 같은 얼굴   ㉥ 체위 불안정
> ㉦ 운동 불능

① ㉠㉡㉢㉣㉤
② ㉠㉡㉣㉥㉦
③ ㉠㉡㉤㉥㉦
④ ㉡㉣㉤㉥㉦
⑤ ㉢㉣㉤㉥㉦

14 뇌 손상, 수면 등이 원인이 되어 과호흡과 무호흡을 반복하며 무호흡의 길이가 길어지는 호흡 유형은?

① Cheyne - stoke
② Hyperventilation
③ Kussmaul's
④ Tachypnea
⑤ Biot's breathing

15 다음 중 쇼크(Shock)에 관한 설명으로 옳지 않은 것은?

① 저혈량성 쇼크의 원인으로는 화상, 출혈, 탈수 등이 있다.
② 심인성 쇼크의 증상으로는 빈맥, 저혈압, 맥압 저하 등이 있다.
③ 패혈성 쇼크는 혈액 내 세균 감염으로 전신의 혈관이 확장되어 발생한다.
④ 신경성 쇼크는 부교감신경계 손상으로 발생한다.
⑤ 아나필라틱 쇼크의 치료로는 항히스타민, 에피네프린, 기관지 확장제 투여 등이 있다.

16 하이드로 젤 드레싱의 적응증으로 옳은 것은?

① 1도 화상   ② 3도 화상
③ 1단계 욕창   ④ 출혈이 있는 상처
⑤ 삼출물이 있는 상처

17 췌장암의 진단 및 증상에 대한 설명으로 옳은 것은?

① 혈액 검사 상 ALT, AST 수치 상승
② 전신 부종 및 심한 복수
③ A/G ratio 감소
④ 밤에 통증이 심해지며 통증으로 밤중에 자주 깸
⑤ 소양감

18 Maslow 욕구의 단계 중 다른 사람뿐 아니라 스스로에게도 가치 있다고 인정받고 싶어하는 욕구는 어느 단계에 해당하는가?

① 생리적 욕구
② 안전과 안정의 욕구
③ 사랑과 소속감의 욕구
④ 자아존중의 욕구
⑤ 자아실현의 욕구

19 전립선 비대증 환자에게 경요도 전립선 절제술 시행 시 교육해야 할 내용으로 옳지 않은 것은?

① 수술 전에는 1L/일 이하로 과다한 수분 섭취를 금한다.
② 수술 후에는 2달 동안 힘이 가해지는 행위는 하지 않도록 한다.
③ 3주간은 성생활을 제한하도록 한다.
④ 발기는 정상적으로 가능하다는 것을 알려준다.
⑤ 맵고 짠 음식, 커피, 술 등은 제한하도록 한다.

20 동정맥루를 가진 환자의 간호로 옳은 것은?

① 동정맥루를 가진 팔에 정맥주사, 채혈 또는 혈압을 측정해도 무관하다.

② 일주일에 한 번씩 진동(thrill) 및 잡음(bruit)을 청진한다.

③ 동정맥루를 만드는 수술 직후에는 동정맥루를 가진 팔을 상승한다.

④ 동정맥루 수술 후 다음날부터 투석이 가능하다.

⑤ 수술 직후부터 공 주무르기 운동 등을 시행한다.

21 한국 간호사 윤리강령이 개정 된 이유로 옳지 않은 것은?

① 제1차 개정 이유는 변화하는 사회에 부응하기 위해서다.

② 제2차 개정 이유는 변화하는 의료현실을 반영하기 위해서다.

③ 제3차 개정 이유는 대상자의 권리, 자율성의 중요성이 증가하여서이다.

④ 제4차 개정 이유는 급변하는 의료 환경에 대처하기 위해서고, 정의와 신뢰의 증진에 관한 내용이 추가되었다.

⑤ 제4차 개정 이유는 사회적으로 간호사에게 요구되는 덕목을 명확화, 구체화하기 위함이다.

22 안정형 협심증 환자에 대한 간호로 옳은 것은?

① 흡연은 절대적으로 삼가도록 한다.

② nitroglycerin을 투여하여도 효과가 없다.

③ 고지방 식이를 하도록 한다.

④ 활동 시 통증 발생이 쉽게 되므로 운동은 권장하지 않는다.

⑤ 성 생활과는 연관이 없다는 것을 교육시킨다.

23 간호관리자의 관리 역량으로 옳지 않은 것은?

① 의사소통과 관계 형성 구축

② 보건의료 환경에 대한 지식

③ 정치권력

④ 리더십

⑤ 경영기술

24 인구 구조 유형 중 출산연령에 해당하는 청장년층의 비율이 높아 유년층의 비율이 높은 유형은?

① 피라미드형 ② 종형

③ 항아리형 ④ 호로형

⑤ 별형

25 폐포의 과다환기에 대한 증상으로 옳은 것은?

┌─────── 보기 ───────┐
ㄱ 빈맥   ㄴ 어지러움
ㄷ 가벼운 두통   ㄹ 사지저림
ㅁ 집중력 감퇴   ㅂ 심장마비
└────────────────────┘

① ㄱㄴㄷㄹ   ② ㄱㄴㄹㅁ

③ ㄱㄷㄹㅁ   ④ ㄴㄷㄹㅂ

⑤ ㄴㄹㅁㅂ

26 간호 기록 및 보고에 있어서 윤리적 의무에 해당하지 않는 것은?

① 모든 정보는 비밀이 유지되어야 한다.

② 공공장소에서 면담을 진행하면 안 된다.

③ 전화나 구두로 의사소통할 때엔 비공개된 장소에서 해야 한다.

④ 컴퓨터를 이용하여 기록을 관리할 경우 암호를 설정해야 한다.

⑤ 이메일로 의사소통하는 경우엔 비밀문서임을 명시하지 않아도 된다.

27 의료의 질 구성요소로 올바르게 짝지어진 것은?

① 효과성 – 건강 수준의 향상에 기여한다고 인정된 결과의 산출 정도

② 효율성 – 필요한 서비스를 제공할 수 있는 구비 정도

③ 접근성 – 건강 개선과 그 건강 개선에 드는 비용의 균형

④ 지속성 – 분배와 혜택의 공정성을 결정하는 원칙에 대한 정도

⑤ 수용성 – 대상 인구집단의 요구에 부합하는 정도

28 다음 중 인플루엔자 바이러스에 대한 설명으로 옳은 것은?

① 대부분의 감기의 원인이 된다.

② 상기도에 국한하여 감염을 일으킨다.

③ 사람, 돼지, 말, 새 등에게 감염되는 전 세계적 유행성 독감의 원인이다.

④ 귀밑샘을 침범하거나 다른 침샘을 침범하는 급성 접촉성 바이러스이다.

⑤ 나선형의 RNA 구조를 가지고 있다.

29 고관절 전치환술 후 탈구 예방을 위한 간호에 대한 설명으로 옳지 않은 것은?

① 높은 변기를 이용한다.

② 다리 바깥에 베개를 두어 내전 상태를 유지한다.

③ 말단 부위의 내회전을 삼간다.

④ 수술 부위가 있는 부분으로 눕지 않는다.

⑤ 팔걸이가 있는 의자를 이용한다.

30 생명 윤리의 기본 원칙에 관한 것으로 옳지 않은 것은?

① 자율성 존중의 원칙은 자신의 생각으로 선택하며 개인적 신념을 가지고 행동할 권리를 말한다.

② 자율성 존중의 원칙의 전제조건은 필요한 지식이나 정보를 이해하는 능력, 결정에 있어서 자율성이 보장된다는 것이다.

③ 무해성의 원칙은 타인에게 해를 입히거나 해를 입힐 위험을 초래하는 행위를 하지 말아야 할 의무이다.

④ 선행의 원칙은 타인을 돕기 위한 적극적이고 긍정적인 것으로 친절과는 구별되어야 한다.

⑤ 정의의 원칙은 환자에게 모든 정보를 제공해 주어 시행될 치료에 대해 자발적으로 동의하고 협조하게 하는 것이다.

31 혈압 측정 시 잘못 된 방법으로 인해 혈압이 높게 측정 된 경우는?

① 팔의 크기에 비해 넓은 커프를 사용 했을 때

② 팔이 심장보다 낮게 있을 때

③ 수은 기둥이 눈 위치보다 아래 있을 때

④ 밸브를 빨리 풀었을 때

⑤ 커프에 충분한 공기를 주입하지 않았을 때

32 복부 검진 시행 순서에 대해 옳은 것은?

① 청진 – 시진 – 촉진 – 타진

② 청진 – 시진 – 타진 – 촉진

③ 시진 – 촉진 – 청진 – 타진

④ 시진 – 청진 – 촉진 – 타진

⑤ 시진 – 청진 – 타진 – 촉진

33 대장 조영촬영을 시행할 때 적절한 관장 방법은?

① 구풍 관장   ② 수렴 관장

③ 배출 관장   ④ 영양 관장

⑤ 바륨 관장

34 호흡의 종류와 설명에 대한 내용으로 옳지 않은 것은?

① 정상 호흡은 흡기와 호기가 규칙적이고 일호흡용적은 500mL 정도 이다.

② 서호흡은 규칙적이지만 호흡률이 비정상적으로 느리다.

③ 무호흡은 호흡이 없는 상태이다.

④ 과호흡은 호흡의 율과 깊이는 정상적이나 일호흡용적이 증가된 호흡이다.

⑤ Kussmaul 호흡은 비정상적으로 깊고 빠른 호흡이며 규칙적이다.

35 다음 중 활력징후를 반드시 측정해야 하는 경우에 해당되지 않는 것은?

① 입원 시 기초자료 수집을 위해

② 수혈을 시작하기 전

③ 침습적인 검사 후

④ 퇴원 전 환자 상태 파악을 위해

⑤ 환자 상태가 급격히 변하는 경우

36 TPN 제공 대상자의 간호에 대한 설명으로 옳지 않은 것은?

① 빨리 투여되지 않도록 철저한 관리가 필요하다.

② TPN 용액을 다른 약물, 혈액과 같은 관으로 투여하면 안 된다.

③ 투여 중단 시 용량을 서서히 감량해서 중단하여야 한다.

④ 감염 예방을 위해 주입용 튜브를 48시간 마다 교환해야 한다.

⑤ 혈당 조절에 신경써야한다.

37 치료적 의사소통 중 중요한 주제에서 벗어나지 않도록 하나의 주제에 집중하게 도와주는 기술은 무엇인가?

① 반영

② 초점 맞추기

③ 명료화

④ 재진술

⑤ 정보 제공

38 다음 중 간호 관련 국제 조직에 관해 옳게 짝지어진 것은?

① 국제간호협의회(ICN) – 독립적인 비정부기구로 간호사의 자질 및 전문직으로서의 지위 향상을 목적으로 설립되었다.

② 국제간호협의회(ICN) – 전쟁방지와 평화유지를 위해 설립된 국제기구이다.

③ 세계보건기구(WHO) – 전시나 사변 시 상병자, 어린이 등 취약계층의 간호, 보호를 위해 설립되었다.

④ 국제적십자사(ICRC) – 국제적으로 가장 오래된 직업 여성단체이다.

⑤ 국제연합(UN) – 세계 온 인류의 건강을 가능한 최고 수준으로 도달하게 하는 것이 목표이다.

39 다음 중 혈당 조절에 관여하는 호르몬이 아닌 것은?

① 갑상샘 호르몬   ② 카테콜라민

③ ACTH   ④ 안지오텐신

⑤ 성장호르몬

40 다음 중 체온 측정 시 유의사항으로 옳지 않은 것은?

① 신생아는 액와 또는 고막 체온 측정이 적절하다.

② 어린이의 액와 체온 측정 시 팔을 지지하면 결과가 부정확하게 측정된다.

③ 모든 사람의 정상 체온 범위는 다르다.

④ 영아는 주변 환경의 온도 변화에 민감하다.

⑤ 노인은 비정상적인 혈관 수축 반응으로 저체온의 위험성이 크다.

41 집단 의사결정 기법 중 몇 명의 전문가들의 독립적인 의견을 우편으로 수집하여 합의가 이루어질 때까지 논평하는 기법은 무엇인가?

① 브레인스토밍   ② 명목집단기법

③ 전자회의   ④ 브레인라이팅

⑤ 델파이 기법

42 자료 수집 방법 중 개방형 질문의 장점으로 옳지 않은 것은?

① 대답이 쉽고 비위협적이다.

② 시간 소요가 적다.

③ 환자의 자발적인 생각이 가능하다.

④ 묻지 않은 대답도 가능하다.

⑤ 환자의 관심과 믿음을 전달받을 수 있다.

43 모유 수유의 장점으로 옳지 않은 것은?

① 적당량의 단백질을 함유한다.

② 불포화 지방산을 다량 함유한다.

③ 면역학적으로 이로운 점이 많다.

④ 경제적이며 위생적이다.

⑤ 남은 모유는 냉장고에 넣어 보관할 수 있다.

44 편도선염으로 인해 편도선 절제술을 시행한 아동의 간호로 옳지 않은 것은?

① 기침이나 빨대 사용, 설압자 사용은 금한다.

② ice collar를 적용해준다.

③ 압력이 가해지므로 엎드려 눕히지 않는다.

④ 붉은색이나 갈색의 액체는 섭취하지 않도록 한다.

⑤ 침을 지속해서 삼키는지 관찰한다.

45 의사소통 네트워크 중 수레바퀴형(윤형)에 관한 설명으로 옳은 것은?

① 두 사람 사이에서 의사소통하면서 릴레이 형식으로 정보를 전달한다.

② 사기 저하의 우려가 있다.

③ 정보가 특정 리더에게 집중된다.

④ 공식적인 리더가 있으나 권력의 집중과 지위의 고하가 없다.

⑤ 서로 다른 집단 간 조정이 필요할 때 유용하다.

46 다음 중 근육주사 시 주사 부위로 옳지 않은 것은?

① 삼각근 중앙 부위   ② 둔부의 배면 부위

③ 복부   ④ 둔부의 복면 부위

⑤ 대퇴 부위

47 다음 중 직무 설계 방법으로 옳지 않은 것은?

① 직무 단순화는 전통적인 접근 방법으로 한 사람의 과업의 수를 줄여 직무를 단순화시키는 것이다.

② 직무 순환은 과업의 수와 종류가 증가할 수 있다.

③ 직무 확대는 수평적 직무 확대로 직무의 범위를 증가하는 방법이다.

④ 직무 충실화는 직무내용과 환경을 재설계하여 개인의 동기를 유발할 수 있다.

⑤ 직무 충실화는 직무 수행자가 스스로 직무를 계획하고 통제하도록 위임한다.

48 응급 피임법에 관한 설명으로 옳지 않은 것은?

① 계획되지 않은 성행위 후 임신을 방지하기 위해 사용한다.

② 단기간에 강력한 호르몬 노출에 의해 배란이 지연되는 원리이다.

③ 성교 후 첫 72시간 내에 복용해야 효과가 있다.

④ 피임에 실패하여 임신이 지속되면 태아 기형을 야기할 수도 있다.

⑤ 오심, 구토, 두통, 유방통, 어지러움 등의 부작용이 나타날 수 있다.

49 간호사의 역할 중 옹호자에 대한 설명으로 옳은 것은?

① 치유과정을 통해 환자가 건강을 회복하도록 돕는다.

② 다른 건강 요원들을 감독, 간호 현장의 자원을 관리하는 역할을 한다.

③ 환자의 인간 및 법적 권리를 보호하는 역할을 한다.

④ 환자에게 신체적, 정서적 지지 및 격려를 제공한다.

⑤ 건강 간호에 관한 개념을 설명하고 학습을 강화하며, 환자의 변화를 평가한다.

50 심근경색에 대한 설명으로 옳지 않은 것은?

① 혈액 검사 상 CK - MB를 확인해 보아야 한다.

② 30분 이상 지속되는 흉통이 발생한다.

③ 심근경색으로 인한 흉통은 nitroglycerin이 효과적이다.

④ 흉통 발생 시 휴식을 취해도 완화되지 않는다.

⑤ ECG상 ST분절의 상승이 관찰된다.

서울대학병원

제3회 전공필기시험 모의고사

〈 간 호 학 〉

성 명		생년월일	
시험시간	60분	문 항 수	50문항

〈응시 전 확인 사항〉

○ 문제지의 해당란에 성명과 생년월일을 정확히 쓰시오.

○ 답안지의 해당란에 성명과 생년월일을 쓰고 답을 정확히 표시하시오.

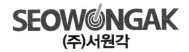

SEOWONGAK
(주)서원각

문항수 : 50문항　　풀이시간 : 60분

1 위 부분절제술 후 급속 이동증후군이 나타나는 것을 예방하기 위한 간호로 옳은 것은?

① 고지방, 고단백, 고탄수화물 식이를 섭취하도록 한다.

② 반좌위 자세로 식사하고, 식후 앉아 있도록 한다.

③ 수분 섭취는 식전 1시간에서 식후 2시간 동안 제한하도록 한다.

④ 음식물의 양을 줄이고 국물이 많은 음식을 먹도록 한다.

⑤ 수술 후에는 소화가 잘되는 유동식보단 바로 일반식이를 시작하는 것이 좋다.

2 다음 중 '최대 흡기 후 폐 내에 보유하고 있는 공기용량'을 나타내는 용어는?

① 폐활량(VC)　　② 기능적 잔기량(FRC)

③ 노력폐활량(FVC)　　④ 총폐용량(TLC)

⑤ 노력호기량(FEV_1)

3 급성신부전의 기관별 증상으로 옳지 않은 것은?

① 호흡기계 : 쿠스말 호흡

② 심장계 : 심장부정맥

③ 혈액계 : BUN과 혈청크레아티닌의 감소

④ 요로계 : 무뇨와 핍뇨

⑤ 전신계 : 전신부종

4 빈칸에 들어갈 호르몬으로 옳은 것은?

> ─ 보기 ─
>
> 호르몬 중 (　)는 뼈, 신장, 위장관에 작용하여 혈중 정상 칼슘 농도를 유지 시킨다.

① 부갑상샘호르몬(PTH)

② 알도스테론

③ 칼시토닌

④ 항이뇨호르몬(ADH, vasopressin)

⑤ 부신피질자극호르몬(ACTH)

5 과민반응은 기전에 따라 4가지로 나눌 수 있다. 다음 중 과민반응의 종류와 설명으로 옳지 않은 것은?

① 제1형 과민반응은 아나필락시스형으로 전신 아나필락시스와 국소 아나필락시스로 구분된다.

② 제1형 과민반응의 중심 역할을 하는 것은 비만세포와 호염구이다.

③ 제2형 과민반응은 항원에 항체가 직접 반응하면서 나타나는 면역반응이다.

④ 부적합한 혈액을 수혈받았을 경우 나타나는 과민반응은 제3형 과민반응이다.

⑤ 투베르쿨린 반응은 제4형 과민반응에 의한 것이다.

6 체액의 삼투농도가 증가할 경우 우리 몸에서 회복하려는 과정으로 옳은 것은?

① 세포외액 삼투농도 증가 – 갈증 유발 – 수분 섭취 – 체내 물의 양 증가 – 체액의 삼투농도 정상으로 회복

② 세포외액 삼투농도 증가 – 갈증 유발 – 체내 물의 양 증가 – 수분 섭취 – 체액의 삼투농도 정상으로 회복

③ 세포외액 삼투농도 증가 – 시상하부의 삼투농도감수기 자극 – 집합관에서 물의 재흡수 증가 – 항이뇨호르몬 분비 – 체내 물의 양 증가 – 체액의 삼투농도 정상으로 회복

④ 세포외액 삼투농도 증가 – 집합관에서 물의 재흡수 증가 – 시상하부의 삼투농도감수기 자극 – 항이뇨호르몬 분비 – 체내 물의 양 증가 – 체액의 삼투농도 정상으로 회복

⑤ 세포외액 삼투농도 증가 – 시상하부의 삼투농도감수기 자극 – 체내 물의 양 증가 – 항이뇨호르몬 분비 – 집합관에서 물의 재흡수 증가 – 체액의 삼투농도 정상으로 회복

7 인구통계가 영향을 받는 4개 요인이 올바르게 조립된 것은?

① 출생, 사망, 이동, 결혼
② 출생, 사망, 유입, 유출
③ 이동, 밀도, 유입, 유출
④ 이동, 밀도, 연령, 성별
⑤ 출생, 사망, 연령, 성별

8 아동의 쇼크 징후로 옳은 것은?

① 저혈량 쇼크 – 피부 탄력 저하
② 저혈량 쇼크 – 청색증
③ 패혈성 쇼크 – 건조한 점막
④ 심인성 쇼크 – 자반성 피부
⑤ 심인성 쇼크 – 천문 함몰

9 간호전달체계의 유형 중 각 간호사가 일정한 업무만을 담당하여 그 업무만 효율적으로 수행하기 위한 간호 방법은 무엇 인가?

① 전인 간호
② 팀 간호 방법
③ 기능적 간호 방법
④ 일차 간호 방법
⑤ 모듈 방법

10 유방암의 위험요인으로 옳지 않은 것은?

① 55세 이전의 조기 완경
② 12세 이전의 조기 초경
③ 자궁내막암
④ 난소암
⑤ 양성 유방질환

11 정중선 회음절개법에 대한 설명으로 옳은 것은?

① 치유가 잘되지 않는다.
② 항문괄약근 및 직장 손상의 가능성이 증가된다.
③ 성교통이 간혹 따른다.
④ 출혈량이 많다.
⑤ 약 10% 정도에서 절개 부위에 해부학적 접합이 불량하다.

12 자궁경부암의 원인으로 옳지 않은 것은?

① 첫 성교의 나이가 16세 이전인 경우
② 성 파트너가 많은 경우
③ HIV에 노출 된 경우
④ 흡연을 하는 경우
⑤ 성 전파성 감염에 노출 된 경우

13 수혈 시 혈액형의 부적합에 의한 용혈성 수혈반응이 발생하였다. 환자안전사고의 무슨 종류에 해당하는가?

① 근접오류　　　　　　② 위해사건
③ 적신호사건　　　　　④ 의료과오
⑤ 의료오류

14 다음 중 각성, 기억, 학습, REM 수면 조절과 관련되며 증가하면 우울증, 감소하면 알츠하이머 질환을 유발하는 뇌의 신경전달물질은 어느 것인가?

① 도파민　　　　　　　② 세로토닌
③ 노어에피네프린　　　④ 아세틸콜린
⑤ 엔돌핀

15 리더에 대한 설명으로 옳은 것은?

```
─────── 보기 ───────
㉠ 자발적으로 따르는 팔로워뿐만 아니라 비자발적
   팔로워도 지휘한다.
㉡ 대인관계를 강조한다.
㉢ 특별한 기능과 의무, 책임이 주어진다.
㉣ 집단의 과정, 정보 수집, 피드백, 임파워먼트 하기
   등에 초점을 둔다.
```

① ㉠　　　　　　　　　② ㉠㉡
③ ㉡㉣　　　　　　　　④ ㉠㉢
⑤ ㉡㉢㉣

16 죽음에 대한 심리적 적응 단계 중 자신의 죽음을 나쁜 행동의 대가라고 생각하며 봉사활동을 통해 죽음을 연기시키려는 단계는 어느 단계에 해당하는가?

① 부정　　　　　　　　② 분노
③ 협상　　　　　　　　④ 우울
⑤ 수용

17 석고붕대나 견인으로 부동 상태 대상자에게 다리의 근력을 유지시켜 주기 위해 가장 권장해야 하는 운동은?

① 등속성 운동　　　　　② 등장성 운동
③ 등척성 운동　　　　　④ 수동 운동
⑤ 능동 운동

18 수면을 증진시키는 호르몬으로 옳은 것은?

① 노르에피네프린　　　② 아세틸콜린
③ 멜라토닌　　　　　　④ 도파민
⑤ 코티졸

19 당뇨환자의 발 관리에 대한 내용으로 옳지 않은 것은?

① 발톱은 약간 둥글게 깎거나 일직선으로 깎되 너무 짧지 않게 자른다.
② 발이 습하면 세균 감염의 위험성이 있으므로 발을 자주 씻지 않는다.
③ 상처가 생겼을 때 병원에 즉시 방문한다.
④ 꽉 조이는 신발과 양말을 신지 않는다.
⑤ 사우나, 찜질방을 이용하면 화상의 위험이 있으므로 이용을 자제한다.

20 유방암 수술 후 간호 관리에 대한 설명으로 옳지 않은 것은?

① 수술한 쪽 팔에 베개를 대어 팔을 약간 올려준다.
② 수술한 쪽의 팔로 무거운 물건을 들지 않도록 한다.
③ 수술 후 림프부종을 예방하기 위해서 팔 운동을 제한한다.
④ 수술한 쪽 팔에 정맥주사를 놓거나 혈압을 측정하지 않는다.
⑤ 수술 후 손이나 팔에 발적 및 부종이 있다면 감염 가능성에 대해 검사해야 한다.

21 다음 중 동맥혈액가스분석 수치 중 옳지 않은 것은?

① pH 정상수치 : 7.35 ~ 7.45

② 호흡성 산증 : $PaCO_2$ 45mmHg 이상

③ 대사성 산증 : HCO_3^- 22mEq/L 이하

④ 대사성 알칼리증 : HCO_3^- 26mEq/L 이상

⑤ 호흡성 산증 : $PaCO_2$ 35mmHg 이하

22 위관 삽입 시 위관 튜브의 위치가 알맞게 들어간 경우는?

① 주사기로 위 내용물을 흡인했을 때 위액이 나오지 않는다.

② pH 테스트 종이 위에 주사기로 흡인한 내용물을 떨어뜨릴 때 결과가 pH 7이다.

③ pH 테스트 종이 위에 주사기로 흡인한 내용물을 떨어뜨릴 때 결과가 pH 2이다.

④ 검상돌기에 청진기를 대고 주사기로 공기를 주입하면 소리가 나지 않는다.

⑤ 하복부에 청진기를 대고 주사기로 공기를 주입하면 소리가 난다.

23 기관 절개관의 적응증으로 옳은 것은?

① 하부 기도 폐쇄 시

② 기계 호흡이 단기적으로 필요할 시

③ 기관 내 삽관의 기간이 길지 않은 경우

④ 전신 마취 시

⑤ 무의식 환자의 흡인 위험성이 있는 경우

24 태반의 기능으로 옳지 않은 것은?

① 태반은 반투과성 장벽으로 해로운 물질의 통과를 막는다.

② 태반에서 분비되는 프로게스테론은 자궁내막을 유지하고 자궁근육의 수축력을 감소시켜 조산을 예방한다.

③ 태반은 농도 차에 기초하여 고농도에서 저농도로 물질이 이동한다.

④ IgA는 임신 3기에 태반을 통과하는 면역글로불린으로 태아가 수동면역을 갖게 한다.

⑤ 태반에서 분비되는 융모 생식샘자극호르몬은 조기에 출현하여 임신 유무 검사에 사용된다.

25 다음 중 항응고제에 관한 설명으로 옳지 않은 것은?

① 헤파린은 항트롬빈3을 활성화해 트롬빈의 기능을 억제하여 혈액 응고를 방지한다.

② 헤파린은 동물 조직에서 추출한 것이다.

③ 비타민 K 길항제는 실험용이나 치료용으로 많이 사용된다.

④ 비타민 K 길항제의 종류에는 와파린, 디쿠마롤이 있다.

⑤ 와파린의 효과는 며칠간 지속된다.

26 욕창의 단계 중 피하지방층을 침범한 괴사가 보일 수 있으며, 피부가 완전히 상실되나 근막층까지는 침범하지 않은 단계는?

① 1단계　　　　　② 2단계

③ 3단계　　　　　④ 4단계

⑤ 미분류 욕창

27 피부의 기능으로 옳지 않은 것은?

① 보호 기능
② 체온조절 기능
③ 감각지각 기능
④ 비타민 C 합성
⑤ 흡수와 배설 기능

28 다음 중 수혈에 관한 설명으로 옳은 것은?

① 혈액과 환자의 일치 여부는 담당 간호사 혼자 정확히 해야 한다.
② 수혈 첫 1시간 동안은 15분마다 활력징후를 측정한다.
③ 적혈구 수혈 시엔 24G 혈관 카테터로 정맥천자를 시행한다.
④ 냉장 상태에서 실온에 반출 된지 1시간이 경과한 혈액은 환자에게 투여할 수 있다.
⑤ 0.9% 생리식염수 및 dextrose 용액은 혈액과 함께 주입할 수 있다.

29 혈압 측정 시 오류와 그 결과로 바르게 짝지어진 것은?

① 커프가 너무 넓으면 혈압이 높게 측정된다.
② 커프를 느슨히 감으면 혈압이 낮게 측정된다.
③ 커프의 압력을 너무 빨리 빼면 수축기 압력은 낮게 읽히고, 이완기 압력은 높게 측정된다.
④ 커프의 압력을 정확하게 올리지 않은 경우 수축기 압력이 높게 측정된다.
⑤ 환자가 팔에 힘을 주는 경우 수축기 압력이 높게 측정된다.

30 특별한 이유 없이 뇌 속 특정 혈관이 막히는 만성 진행성 뇌혈관질환으로, 특히 4세 중심의 소아에서 많이 발생하는 질병은?

① 일과성 허혈성 발작
② 뇌혈관연축
③ 뇌동맥류
④ 동정맥기형
⑤ 모야모야병

31 정상인 폐에서 들리는 타진음으로 옳은 것은?

① 편평음
② 둔탁음
③ 공명음
④ 과도공명음
⑤ 고음

32 신생아 신경계 반사 중 발뒤꿈치에서부터 발바닥 외측을 따라 엄지발가락 쪽으로 긁으면 발가락이 과다 신전되고, 엄지발가락은 배굴 되는 반사는 무엇인가?

① 바빈스키 반사
② 모로반사
③ 긴장성 경반사
④ 페레즈 반사
⑤ 파악반사

33 팔로4 증후는 청색증형 선천성 심장병 중 가장 흔한 것으로 팔로4 증후의 해부학적 특징으로 옳지 않은 것은?

① 폐동맥협착
② 심방중격결손
③ 대동맥우위
④ 심실중격결손
⑤ 우심실비대

34 다음 중 억제대의 종류와 적응증으로 옳은 것은?

① 자켓 억제대는 운반차에 이송 시 안전을 위해 적용한다.

② 사지 억제대는 피부 질환이 있는 경우 긁는 행위를 방지하기 위해 적용한다.

③ 벨트 억제대는 신체에 삽입된 기구나 드레싱을 보호하기 위함이다.

④ 전신 억제대는 영아의 머리나 목의 치료 시 몸통의 움직임을 막기 위해 적용한다.

⑤ 사지 억제대는 휠체어에 앉아있는 동안 억제해야 하는 경우 사용한다.

35 다음 중 유방 호르몬과 젖샘에 관한 설명으로 옳지 않은 것은?

① 프로락틴은 유즙 생성에 관여한다.

② 옥시토신은 유즙 사출에 관여한다.

③ 젖샘이 발육할 때 성장호르몬은 관여하지 않는다.

④ 젖샘은 대개 15 ~ 20개의 젖샘엽으로 나누어진다.

⑤ 선방세포는 유즙 생성에 관여한다.

36 다음 중 완경기 여성에 대한 설명으로 옳은 것은?

① 60세 이전에 월경이 끝나면 조기 완경이라 한다.

② 완경기 증상의 마지막에는 안면 홍조 증상이 나타난다.

③ 완경으로 인해 난포자극 호르몬(FSH)이 감소한다.

④ 에스트로겐이 결핍돼서 골다공증을 발생시킬 수 있다.

⑤ 질 내 pH는 감소한다.

37 APGAR 점수를 나타내기 위해 사정해야 할 사항으로 옳은 것은?

┌─────────────── 보기 ───────────────┐
ㄱ 심박동   ㄴ 체온 측정
ㄷ 호흡 능력   ㄹ 반사 능력
ㅁ 두위 측정   ㅂ 근육 긴장도
ㅅ 피부색
└──────────────────────────────────┘

① ㄱㄴㄷㄹㅁ   ② ㄱㄴㄹㅁㅂ

③ ㄱㄷㄹㅂㅅ   ④ ㄴㄷㄹㅂㅅ

⑤ ㄴㄹㅁㅂㅅ

38 호흡기 유해물질 종류 중 진폐증을 유발하는 것은?

① 이황화탄소   ② 크롬

③ 알루미늄   ④ 망간

⑤ 벤젠

39 혈압에 영향을 미치는 요인과 증상으로 옳게 짝지어진 것은?

① 출혈 - 혈압 상승

② 마약성 진통제 - 혈압 저하

③ 칼륨이 많은 식사 - 혈압 상승

④ 교감신경계 흥분 - 혈압 저하

⑤ 외부 열에 노출 - 혈압 상승

40 한 사람이 둘 또는 그 이상의 인격을 가지며 한 번에 한 인격이 그 사람의 행동을 지배하는 정신 질환으로, 다중인격장애라고도 하는 정신질환은 무엇인가?

① 해리성 정체감장애 ② 이인성 장애

③ 해리성 기억상실 ④ 해리성 둔주

⑤ 해리성 혼미

43 국민건강보험에 관한 설명으로 옳지 않은 것은?

① 국민의 최저 생활을 보장하고 자립을 지원하는 제도이다.

② 우연한 사고로 인한 경제적 부담을 경감 시켜 주는 제도이다.

③ 부담능력에 따라 보험료는 차등 부담된다.

④ 의료 급여 대상자를 제외한 국민(직장가입자, 지역가입자)이 적용 대상이다.

⑤ 법률에 따라 강제 가입되고 강제 납부된다.

41 부동 환자에 대한 간호 중재로 옳지 않은 것은?

① 신체 선열을 올바르게 유지하도록 한다.

② 분비물 배출을 위해 하루 2L 이상의 충분한 수분을 섭취한다.

③ 욕창 예방을 위해 2시간마다 체위변경을 한다.

④ 관절 변형을 막기 위해 ROM 운동을 실시한다.

⑤ 심호흡을 격려하며 흡인의 위험이 있어 기침은 하지 않도록 한다.

44 마케팅 믹스(4P)의 구성요소가 아닌 것은?

① 촉진(promotion) ② 유통(place)

③ 수익성(profits) ④ 가격(price)

⑤ 제품(product)

42 Blacker의 인구 성장 5단계 중 선진국에 해당하며 사망률과 출생률이 최저로 인구 증가가 없는 단계는 몇 단계 인가?

① 제1단계(고위 정지기)

② 제2단계(초기 확장기)

③ 제3단계(후기 확장기)

④ 제4단계(저위 정지기)

⑤ 제5단계(감퇴기)

45 다른 사람에 대한 의심, 다른 사람이 자신을 부당하게 이용한다는 추측 등이 나타나는 인격 장애는 무엇인가?

① 분열성 인격 장애

② 분열형 인격 장애

③ 편집성 인격 장애

④ 반사회적 인경 장애

⑤ 히스테리성 인격 장애

46 자신의 감정이나 욕구를 다른 사람, 대상 혹은 상황 탓으로 돌리는 것으로, 비난이나 책임 전가가 특징이며 편집증 환자에게 두드러지게 나타나는 신경증적 방어기제는 무엇인가?

① 부정   ② 투사

③ 왜곡   ④ 해리

⑤ 합리화

47 골관절염에 대한 설명으로 옳은 것은?

① 대칭적으로 관절에 침범된다.

② 손가락 관절에 헤버덴 결절이나 부샤르결절이 나타난다.

③ 만성적이고 전신적인 자가면역 질환이다.

④ 휴식 시에도 통증이 발생하며 특히 밤에 심하다.

⑤ 폐, 심장, 피부 등 다른 계통으로 손상을 일으킬 수 있다.

48 개인 간 갈등 원인 중 조직적인 요인에 해당되는 것은?

① 상반된 가치관   ② 의사소통의 결핍

③ 공동 책임의 업무   ④ 중복된 업무

⑤ 미해결된 갈등

49 유방 자가검진에 대한 설명으로 옳지 않은 것은?

① 완경기 이후에는 매월 일정 일을 정해서 시행한다.

② 경구 피임약을 복용하는 경우에는 복용을 시작하는 첫 복용 날짜에 시행한다.

③ 매월 월경이 시작하기 전 일주일 이내에 시행한다.

④ 유방의 대칭성, 분비물 유무, 피부 상태, 덩어리 촉지, 림프절 촉지 등을 검진해야 한다.

⑤ 누워서 시행하는 단계에서는 어깨와 등 아래에 베개를 받치고 시행한다.

50 물품 관리의 중요성으로 옳지 않은 것은?

① 병원 예산 중 40% 이상을 차지한다.

② 시간과 에너지를 절약할 수 있다.

③ 양적인 간호 제공에 도움이 된다.

④ 효과적인 병원 경영이 가능하다.

⑤ 일선 간호사의 관심이 중요하다.

서울대학병원

전공필기시험 모의고사

제1회 ~ 제3회

정답 및 해설

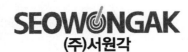

SEOWONGAK
(주)서원각

1

| 과목 | 성인간호학 | 난이도 | ●○○ | 정답 | ④ |

화학요법은 질환이 여러 장기로 퍼져 있거나, 아직 발견되지 않았지만, 전이의 위험이 높거나, 수술로 종양 제거가 어렵고, 방사선에 저항이 있으면 시행한다. 수술 후 재발의 정도는 예측할 수 없다.

2

| 과목 | 기본병리학 | 난이도 | ●●● | 정답 | ③ |

③ 호중구, 림프구, 대식세포 등의 면역 세포나 화학적 인자인 항체, 보체 등이 면역 반응 또는 염증 반응을 일으켜 다른 세포에 손상을 줄 수 있다.

①② 혈액 공급이 줄어드는 허혈은 저산소증의 흔한 원인이며, 저산소증은 세포 손상을 유발하는 가장 흔한 원인이다. 세포에 산소 공급이 저하되면 산화적 인산화가 억제되어 세포 손상이 나타난다.

④ 바이러스나 세균, 진균, 기생충 등에 의해서도 세포 손상이 가능하다.

⑤ 유전적 장애는 눈으로 보이는 결함부터 미세 결함까지 다양한 세포 손상의 원인이 될 수 있다.

3

| 과목 | 인체생리학 | 난이도 | ●●● | 정답 | ④ |

④ 사구체 내의 교질 삼투압은 사구체 여과를 방해하는 힘이다.

① Na^+, Cl^-, K^+ 등의 이온 여과와 재흡수는 사구체 여과율 결정과 관계가 없다.

② 사구체 장벽의 여과계수는 사구체 장벽의 혈장에 대한 투과도에 의해 결정된다. 사구체 장벽이 혈장을 잘 투과시키지 못하면 구체 여과율이 감소한다.

③ 사구체 정수압은 사구체 여과를 증가시키는데 관여하며 사구체내의 혈액량에 의해 결정된다.

⑤ 보우만주머니 내의 정수압은 사구체 여과를 방해하는 요인 중 하나이다.

4

| 과목 | 여성건강간호학 | 난이도 | ●●○ | 정답 | ⑤ |

①②③④는 모두 황체화 호르몬(LH)에 관한 설명이다. 난포자극 호르몬(FSH)은 난소의 원시난포 성숙을 유도하여 성숙난포로 성장하게 하며, 난포세포를 자극하여 에스트로겐 분비를 촉진 시킨다.

5

| 과목 | 성인간호학 | 난이도 | ●●● | 정답 | ① |

① 장시간 좌욕은 감염위험을 증가시킨다.

② 크랜베리의 프로안토시아니딘 성분은 방광 점막에서 세균이 성장하는 것을 막아주므로 요로감염 예방에 효과가 있다.

③ 소변 희석 및 세균 정체를 막기 위해서는 하루 3L 이상의 수분 섭취를 권장한다.

④ 통 목욕보다는 샤워를 권장하며 대변을 본 후 회음부는 앞에서 뒤로 닦는다.

⑤ 요의가 없어도 규칙적인 배뇨가 필요하다.

6

| 과목 | 성인간호학 | 난이도 | ●●● | 정답 | ④ |

안정제 및 Vitamin B6 식품은 Levodopa의 약물 효과를 감소시키므로 복용을 금한다. Levodopa 제제는 본래 공복에 복용하며, 금식 중에도 되도록 복용하도록 한다. 다만, 오심 등의 어쩔 수 없는 상황에만 음식과 함께 복용하도록 한다. 도파민 작용제의 부작용으로 오심, 환각, 운동실조, 기립성 저혈압 등이 있으므로 체위 변경 시에는 주의를 요한다. 단백질은 Levodopa의 흡수를 억제하므로 약물 투여 시간 가까이에 단백질 섭취는 피하도록 한다.

7 | 과목 아동간호학 | 난이도 ●●○ | 정답 ⑤

① 스트레스 반응으로 퇴행 현상이 일시적으로 나타날 수 있으나 치료는 필요하지 않다.

② 질병을 죄에 대한 벌이라고 생각한다.

③ 학령전기 아동은 보존개념을 이해하지 못한다.

④ 죽음에 대해 완전히 이해하지 못하며 일시적이고 가역적인 것으로 생각한다.

8 | 과목 지역사회간호학 | 난이도 ●○○ | 정답 ⑤

① 변화촉진자는 대상자의 행동이 올바르게 변하도록 조력하는 역할을 한다.

② 교육자는 대상자 스스로가 자신을 돌볼 수 있도록 교육하는 역할을 한다.

③ 상담자는 대상자 스스로가 문제를 해결하도록 도와주는 역할을 한다.

④ 협력자는 다른 건강요원들과 의사소통하며 상호 동반적인 관계에서 업무에 협력하는 역할을 한다.

9 | 과목 간호관리학 | 난이도 ●○○ | 정답 ⑤

⑤ 초기 기독교 시대의 의료기관으로는 다이아코니아가 있으며 오늘날의 보건소나 병원의 외래 진찰서 같은 역할을 하였다. 제노도키아는 다이아코니아보다 더 큰 시설로 입원 시설을 갖춘 오늘날의 종합병원 역할을 하였다.

① 푀베에 의해 최초의 방문 간호가 시행되었으며 간호 사업이 여성 사업으로 발전하는 기초가 되었다.

② 초기 기독교 시대엔 여집사를 중심으로 한 조직화된 간호가 나타났다.

③ 로마의 귀부인 간호 사업가들도 있었는데 그 중 마르셀라는 자신의 집을 수도원으로 만들어 자선 사업을 하였으며 마르셀라를 수도원의 창시자, 수녀들의 어머니라고 불렀다. 화비올라는 사궁을 기독교 병원으로 만들며 최초의 기독교 병원을 설립하였다.

④ 파울라는 순례자를 위한 호스피스를 마련하여 여행에 지친 자, 병든 자들을 돌보았다.

10 | 과목 기본간호학 | 난이도 ●○○ | 정답 ⑤

① 적극적 경청은 능동적으로 듣는 과정으로 언어적, 비언어적 메시지에 관심을 가져 언어적, 비언어적 메시지가 일치하는지 관찰하게 된다.

② 침묵 유지는 대화를 잠시 중단하는 것으로 사고를 조직할 기회를 제공한다.

③ 명료화는 대상자의 말이 모호하거나 복잡할 때 명료하게 하기 위함이다.

④ 말문 열기는 대상자가 말문을 열 수 있도록 이끄는 것으로 소개 단계에서 유용하다.

11 | 과목 성인간호학 | 난이도 ●○○ | 정답 ⑤

혈액투석은 치료 시간이 3 ～ 5시간 정도 걸리며 노폐물 제거에 효과적이다. 혈액투석은 전문적인 직원과 장비가 필요하며 투석과 투석 사이에 기간이 길고 그 사이에 몸 속 노폐물이 축적될 수 있어 식이제한이 필요하다. 전신적인 헤파린 요법이 적용되므로 출혈 위험을 조심해야한다. 반면, 복막투석은 환자가 손쉽게 조작할 수 있고 혈액투석에 비해 식이 제한이 적다.

12 | 과목 성인간호학 | 난이도 ●○○ | 정답 ②

㉠ **악성 신생물** : 빠르게 성장하고 피막에 싸여 있지 않다. 전이가 매우 일반적이고, 분화가 잘 안 되어 있으며 다른 조직에 침윤하면서 성장하고, 정상 및 비정상 유사분열 형태가 있다.

㉡ **양성 신생물** : 성장이 비교적 느리고 섬유소 막 안에 국한되어 있다. 재발 및 전이가 거의 없고 분화가 잘 되며 유사분열 형태가 없다.

13

| 과목 | 성인간호학 | 난이도 | ●○○ | 정답 | ⑤ |

정맥류(Varicose vein)는 정맥 판막의 기능 이상 및 정맥압 상승으로 표재성 정맥이 확장되고 구불거리는 상태를 말한다. 원인으로는 가족력, 외상, 손상된 판막, 오래 서있는 직업 등이 있다. 정맥류의 대표적인 증상으로는 검고 구불거리며 튀어나온 혈관, 거친 피부, 장기간 서 있을 때 증상의 악화, 다리 부종, 조이는 감각, 가려움, 종아리 근육 경련 등이 있다.

14

| 과목 | 기본간호학 | 난이도 | ●●○ | 정답 | ⑤ |

폴리우레탄 폼 드레싱은 상처 표면에 수분을 제공하며 상처 손상을 최소화한다. 삼출물을 흡수하지 않는다.

PLUS TIP 드레싱의 종류

- ㉠ 거즈 드레싱 : 혈액이나 삼출물이 배액 되는 초기 상처를 덮는 데 좋으나 상처를 사정할 수 없고 육아조직이 헝겊섬유에 붙을 수도 있다는 단점이 있다.
- ㉡ 투명 드레싱 : 삼출액이 적은 1차 드레싱으로 사용한다. 드레싱을 제거하지 않고도 상처를 사정할 수 있으며 반투과성으로 산소와 수증기가 통과한다.
- ㉢ 하이드로 콜로이드 드레싱 : 불투명하고 접착성이 있으며 공기와 물을 통과시키지 않는다. 주변의 분비물이 상처로 유입되는 것을 방지해 주고 삼출물을 흡수해 오염원으로부터 상처를 보호한다.
- ㉣ 하이드로 겔 드레싱 : 신경 말단을 촉촉하게 하며 깊은 상처의 사강을 감소시킨다. 세척이 용이하나 고정하기 위해서는 2차 드레싱이 필요하다.
- ㉤ 칼슘 알지네이트 드레싱 : 삼출물을 흡수하여 상처 표면에 젤을 형성해 수분을 제공한다. 분비물이 많은 상처에 사용한다.
- ㉥ 폴리우레탄 폼 드레싱 : 기포재가 완충 효과와 편안함을 제공하면서 상처 표면에 수분을 제공하고 상처 손상을 최소화하기 위함이다. 삼출물을 흡수하지는 않는다.

15

| 과목 | 기본간호학 | 난이도 | ●●● | 정답 | ② |

호흡성 산증은 체내 CO_2가 과다하여 나타나는 것으로, 두통, 흐린 시야, 빈맥, 부정맥, 기면, 과다 환기, 고칼륨혈증 등의 증상이 나타난다. 동맥혈 가스분석상 pH가 정상보다 낮고, PCO_2가 정상보다 높게 측정된다.

16

| 과목 | 성인간호학 | 난이도 | ●●○ | 정답 | ③ |

위 – 식도 역류 질환을 관리하기 위해서는 소량으로 자주 섭취해야 한다. 음식물 통과를 위하여 충분한 수분과 섬유질이 풍부한 음식을 섭취하는 것이 좋다. 고지방 식이는 하부식도 괄약근의 압력을 감소 시켜 위 배출을 지연시키므로 저지방 식이를 해야 한다. 취침 전 식사를 금하며 취침 시에는 머리를 30도 정도 상승하여 눕는 것이 좋다. 또한, 식후에는 몸을 앞으로 구부리며 무거운 물건을 들거나, 배변 시 강하게 힘주는 등의 복압 상승 행동은 제한하여야 한다.

17

| 과목 | 성인간호학 | 난이도 | ●●○ | 정답 | ④ |

혈압이 낮아지고 맥박이 빨라지는 것은 출혈 위험을 나타낸다. 수술 시 부갑상선이 손상되면 안면 근육경련(Chvostek's sign), 상완 압박 시 팔의 경련(Trousseau's sign) 등의 테타니 증상이 나타난다. 갑상샘 절제술 후 특히 유의할 사항은 그 외에도 호흡곤란, 불규칙한 호흡, 천명음, 기관 폐색, 목 조이는 느낌, 연하곤란 등이 있다. 수술 후, 다음날 쉰 목소리는 며칠 내에 정상적으로 돌아오며 4일 이상 지속 되면 비정상적임을 의심해 봐야한다.

18 | 과목 | 성인간호호학 | 난이도 ●●● | 정답 ③

만성 기관지염과 폐기종의 공통점으로는 기좌호흡(앉으면 호흡곤란 완화), 노력성 호기량, 폐활량의 감소 등이 있다.

PLUS TIP 만성 기관지염과 폐기종의 증상

㉠ 만성 기관지염 : 검사 시 $PaCO_2$ 상승, PaO_2 저하가 나타나며 호흡곤란은 없으나 청색증이 나타난다. 또한, 타진 시 공명음이 들리며 주로 아침에 가래가 섞인 기침을 하는 것이 특징이다.

㉡ 폐기종 : 호흡곤란을 동반한 저산소혈증이 나타나며, 타진 시 과공명음이 들린다. 기도를 침범하지 않기 때문에 기침과 객담이 적으며, 체중이 감소한다.

19 | 과목 | 성인간호호학 | 난이도 ●○○ | 정답 ⑤

PLUS TIP 심폐소생술의 절차

㉠ 반응 확인 후, 의식이 없으면 심폐소생술 시행 준비를 한다.

㉡ 주변에 있는 사람 중 한 명을 지목해 도움 요청 및 119 신고 요청을 한다.

㉢ 호흡과 맥박을 확인한다.

㉣ 가슴 압박을 시작한다.

㉤ 가슴 압박 30회 후, 기도를 유지한 상태로 인공호흡을 2회 시행한다.

㉥ 회복이 확인되거나 구급차가 도착할 때까지 가슴 압박과 인공호흡을 30 : 2로 계속 시행한다.

20 | 과목 | 간호관리학 | 난이도 ●●○ | 정답 ④

④ 주의의 의무 : 간호사가 주의 의무를 다하지 않음으로써 환자에게 손해를 입히는 것을 말한다.

① 설명 및 동의의 의무 : 환자가 간호 행위를 받기 전에 충분한 설명을 들을 권리를 말한다.

② 비밀유지의 의무 : 직무상 알게 된 환자에 관한 정보를 공개하지 않을 의무를 말한다.

③ 확인의 의무 : 간호학생, 보조 인력이 간호보조행위를 시행할 경우 그에 대한 확인의 의무를 말한다.

⑤ 진료 요청에 응할 의무 : 의료인이 진료 요구를 받을 때 정당한 이유 없이 거부하지 못하는 것을 말한다.

21 | 과목 | 기본간호학 | 난이도 ●●○ | 정답 ①

욕창은 특정한 부위에 지속적인 압력이 가해져 장기간의 압박이 혈액순환 장애를 일으켜 국소적 조직 괴사, 궤양이 유발된 것을 말한다. 호발 부위는 천골, 대전자, 척추극상돌기, 무릎, 복사뼈 등이 있으며 원인으로는 부동, 감각 이상, 마비 등으로 인한 압력 그리고 체중 감소, 영양부족 및 습기 등이 있다. 2 ~ 3시간마다 체위 변경을 시행하여야 하며 올바른 신체 선열을 유지하도록 한다. 욕창의 고위험에는 체중 감소, 비정상적인 임상결과(WBC, Hb/Hct, 혈청 알부민, 혈청 단백질 등), 체액 불균형, 감각 이상, 마비, 부동 등이 있다.

22 | 과목 | 성인간호호학 | 난이도 ●●● | 정답 ①

대동맥판막 협착은 주로 노년기에 호발하며 80%가 남성이다. 대표 증상으로 DOE, 협심증, 운동 시 실신이 있으며, 후기 증상으로 피로, 허약감, 기좌 호흡, 발작성 야간 호흡, 폐부종 등이 있다. 우심부전의 증상은 주로 마지막 단계에 나타난다. 대동맥판 역류는 10 ~ 15년 정도 증상 없이 지내는 경우가 많으며, 누울 경우 심박동이 이상하게 들리고 수축기마다 몸이 흔들거리는 등의 맥압 증상이 나타난다.

23 | 과목 | 성인간호호학 | 난이도 ●●● | 정답 ⑤

Heparin은 항응고제로써 antithrombin Ⅲ의 항응고 작용을 촉진하고, 혈중 농도 유지를 위해 aPTT를 모니터링해야 한다. 출혈 및 혈소판 감소증의 부작용이 있으며 태반은 통과하지 못하므로 임신 중에도 사용할 수 있다.

24

| 과목 | 기본간호학 | 난이도 | ●●● | 정답 | ② |

O(Object data)는 객관적 자료로서 간호사가 관찰한 내용을 있는 그대로 기록한 것을 말한다.

25

| 과목 | 기본병리학 | 난이도 | ●●● | 정답 | ④ |

효소성 지방괴사는 지질분해 효소의 작용으로 지방조직이 괴사를 일으키는 세포사이다. 효소단백의 변성으로 단백분해가 차단되어 생기는 것은 응고괴사이다.

PLUS TIP 괴사의 종류

㉠ 응고괴사 : 괴사의 가장 흔한 형태로 핵은 소실되었으나 세포의 윤곽은 쉽게 알아볼 수 있다. 효소단백의 변성으로 단백 분해가 차단되어 생기며, 허혈에 의한 세포사가 특징이고 뇌를 제외한 어떤 조직에도 올 수 있다.

㉡ 액화괴사 : 강한 가수분해 효소의 작용으로 발생하며 뇌 조직의 허혈 손상에서 특징적이며 세균 감염병소에서 도 나타난다.

㉢ 괴저괴사 : 혈액 공급이 상실된 후 세균 감염이 중복된 경우에 일어난다. 응고괴사가 일어난 후 그 위에 세균 과 백혈구에 의한 액화 작용으로 변조가 일어난다.

㉣ 효소성 지방괴사 : 지질분해효소(lipase)의 작용으로 지방 조직이 괴사를 일으키는 특수형태의 세포사이다.

㉤ 건락괴사 : 결핵 병소인 육아종성 염증반응에서 볼 수 있는 응고괴사의 일종이다. 괴사부위의 모양이 치즈 덩어리처럼 연하고 회백색이어서 건락이라고 부른다.

26

| 과목 | 기본병리학 | 난이도 | ●●○ | 정답 | ⑤ |

양수 색전증은 양수가 산모의 정맥으로 유입되는 것을 말한다. 분만 시 또는 분만 직후에 발생하는 합병증으로 산모 사망의 원인이 된다. 대퇴 심부정맥에서 발생하는 것은 정맥성 색전증이다.

27

| 과목 | 지역사회간호학 | 난이도 | ●●● | 정답 | ② |

재활간호 사업의 목표는 장애인의 신체, 정신, 사회, 직업 및 경제적 능력을 최대한 회복 시켜 주고, 의학적, 사회적, 교육적, 직업적 수단을 최대한 동원하여 상호 조정함으로써 훈련을 통해 장애인의 능력을 가능한 최고 수준에 도달하도록 하는 것이다. 장애인의 잠재적 기능을 극대화하여 수용할 만한 삶의 질을 성취하도록 하며, 재활간호의 궁극적 목표는 장애인의 사회 통합 또는 사회 복귀이다.

28

| 과목 | 기본간호학 | 난이도 | ●●○ | 정답 | ③ |

① 위관 튜브가 알맞게 삽입된 경우, 주사기로 위 내용물을 흡인했을 때 위액이 나온다.

②③ pH 테스트 종이 위에 주사기로 흡인한 내용물을 떨어뜨렸을 경우 위 내의 pH는 0 ~ 4, 폐나 소장 쪽 pH는 6 ~ 7 의 결과가 나온다.

④⑤ 대상자의 검상돌기에 청진기를 대로 주사기로 공기를 주입하면 '쉬익' 하고 공기 소리가 들린다.

29

| 과목 | 아동간호학 | 난이도 | ●●● | 정답 | ② |

대동맥판협착증은 대동맥판막이 좁아지거나 협착되어 좌심실의 혈류 저항, 그로 인한 좌심실 비대, 심박출량 감소, 폐동맥 울혈이 나타나는 것이다. 대동맥 판막이 융합되어 좌심실의 부담이 증가하고 체순환량이 감소한다. 대부분 무증상이나 심한 경우에는 수축기 잡음, 수유 곤란, 저혈압, 빈맥, 심박출량 감소, 운동 시 호흡곤란, 피로, 협심증, 흉통, 실신 등의 증상이 나타날 수 있다. 심도자법이나 풍선 판막 성형술을 시행할 수 있으며 심도자술 시행 시 천자부위의 압박, 출혈예방이 가장 우선적인 간호이다.

30 | 과목 | 인체생리학 | 난이도 ●●● | 정답 ③

성인의 혈액 총량은 체중의 약 8%이다. 체중이 약 70kg인 성인의 혈액 총량은 약 5L 정도이다. 혈액의 성분 중 80%가 물이고, 18%가 단백질, 나머지 2%는 지방질, 무기질, 비단백성 질소화합물 등으로 구성된다. 혈액의 정상 pH는 7.35 ~ 7.45로 약알칼리로 비중은 약 1.06이다. 혈액은 적혈구의 혈색소로 진홍색 또는 선홍색을 나타내는데 함유된 산소량에 의해 색이 결정된다. 혈액은 혈장, 적혈구, 백혈구, 혈소판으로 이루어져 있다. 혈액을 원심분리 할 경우, 3층으로 나뉘는데, 가장 아래는 적혈구(45%), 가운데는 백혈구와 혈소판(1% 미만), 맨 위에는 혈장(55%)으로 나뉜다.

31 | 과목 | 기본간호학 | 난이도 ●○○ | 정답 ④

발열기에는 고열 시 미온수로 목욕해야 하며 수분 섭취를 증가시켜야 한다.

PLUS TIP 발열의 단계 및 간호중재

㉠ 오한기 : 시상하부가 기준 체온을 정상보다 높게 올려 열 생산의 기전이 일어난다. 오한과 피부 창백, 혈관 수축 등이 일어나며 담요를 덮어주어 보온하며 수분 섭취를 증가하도록 한다.

㉡ 발열기 : 새로 지정된 온도에 도달하여 상승된 체온이 일정 기간 지속되는 기간이다. 갈증, 소변량 감소 등 탈수 증상이 나타나며 근육통, 기면 상태 등의 증상이 나타난다. 고열 시 미온수로 목욕시키며 수분 섭취를 증가시키고 안정 및 휴식을 취하도록 한다.

㉢ 해열기 : 시상하부가 정상 수준으로 기준 체온을 내려 열소실이 나타나는 기간이다. 발한, 탈수의 가능성이 있으며 수분 섭취 증가, 미온수 목욕 등을 시행한다.

32 | 과목 | 기본간호학 | 난이도 ●●○ | 정답 ④

관절범위 운동을 시행하는 목적은 관절이 굳지 않도록 관절의 기능을 향상시키고, 근위축을 예방하며 근력을 유지시키기 위함이다. 또한, 장시간 부동으로 인한 합병증 예방과 보행 준비를 위해 시행한다.

33 | 과목 | 간호관리학 | 난이도 ●●● | 정답 ④

①⑤ 개인차원에 해당하는 직무 스트레스 요인이다.
②③ 조직차원에 해당하는 직무 스트레스 요인이다.

PLUS TIP 직무 스트레스의 요인

㉠ 개인 차원 : 역할 과중, 역할 모호성, 역할 미 발휘 등이 있다.

㉡ 조직 차원 : 조직 분위기, 경영 관리 스타일, 조직 구조 및 설계, 물리적 환경 등이 있다.

㉢ 집단 차원 : 집단응집력 결여, 지위, 신분상의 문제, 집단 내 및 집단 간 갈등 등이 있다.

34 | 과목 | 보건의약관계법규 | 난이도 ●●○ | 정답 ⑤

처방 의약품 명칭은 처방전의 기재사항으로 이 밖에 환자의 성명 및 주민등록번호, 의료기관의 명칭 및 전화번호·팩스번호, 질병분류기호(단, 환자가 요구한 경우 적지 않는다), 의료인의 성명·면허종류 및 번호, 처방전 발급 연월일 및 사용기간, 의약품 조제 시 참고 사항을 기재 후 서명하거나 도장을 찍어야 한다.

PLUS TIP 진단서 기재 사항

㉠ 환자의 성명, 주민등록번호 및 주소

㉡ 병명 및 질병분류기호

㉢ 발병 연월일 및 진단 연월일

㉣ 치료 내용 및 향후 치료에 대한 소견

㉤ 입·퇴원 연월일

㉥ 의료기관의 명칭·주소, 진찰 의사·치과의사 또는 한의사의 성명·면허자격·면허번호

35 | 과목 | 기본간호학 | 난이도 ●●○ | 정답 ⑤

손씻기가 필요한 경우는 침습적인 검사 시행 전·후, 오염된 상황(혈액, 체액, 분비물, 배설물 등) 접촉 후, 환자의 수술 부위 및 상처 등을 접촉하기 전·후, 청결 처치 전, 무균적 처치 전, 환자 접촉 전, 투약 전·후 등이 있다.

36 | 과목 정신간호학 | 난이도 ●●● | 정답 ③

③ 수면 전반부에만 존재하는 단계는 NREM 4단계이다.

① 깨기 어려운 수면 단계는 NREM 4단계로 가장 깊은 수면을 하는 단계이다.

② REM단계에서는 생리 현상이 증가하여 혈압, 맥박, 호흡이 증가한다.

④ 노인은 NREM 3,4단계 수면이 감소하고 보상적으로 2단계 수면이 증가한다.

⑤ REM단계에서 뇌파활동이 활발하며 80%는 꿈을 꾼다.

37 | 과목 간호관리학 | 난이도 ●○○ | 정답 ②

㉠ 최고관리자 : 대내외적으로 간호 부서를 대표하며 간호 부서의 최종적인 권한 및 책임을 가지고 있다. 간호 부서의 대변자로 병원의 중요한 의사결정에 참여하며 중요한 회의를 맡아 처리한다.

㉡ 중간관리자 : 간호 부서의 정책수립과 업무집행을 시행하며 임상 간호의 발전을 위한 연구를 지휘한다. 적절한 간호가 제공되도록 현장을 지도하고, 간호부서의 전반적인 사항을 간호부서장에게 보고한다.

㉢ 일선관리자 : 수간호사를 말한다. 간호 단위를 대표하여 간호 부서 회의에 참여하고 환자의 요구, 간호사의 능력을 파악하여 업무를 배분하는 역할을 한다. 간호의 질 관리를 위해 다양한 연구를 계획한다.

38 | 과목 정신간호학 | 난이도 ●○○ | 정답 ②

① 긴장성 혼미는 깨어있으면서 꼼짝하지 않고 모든 자극에 반응을 안 보이는 증상을 말한다.

③ 기행증은 정상적인 행동같이 보이지만 그 양상이 이상하거나 내용이 없는 것을 말한다.

④ 자동증은 간단한 명령에 로봇처럼 그대로 따라 하는 것을 말한다.

⑤ 거부증은 이유 없이 간단한 요구도 거절하는 것을 말한다.

39 | 과목 기본간호학 | 난이도 ●●○ | 정답 ⑤

반사성 요실금은 방광에 일정한 소변이 채워지면 어느 정도 예측이 가능한 간격으로 소변의 불수의적인 배출이 나타난다.

PLUS TIP 요실금 종류

㉠ 일시적 요실금 : 건강 상태에 따라 일시적으로 나타나며 건강이 회복되면 자연적으로 증상이 사라진다.

㉡ 기능적 요실금 : 불수의적이며 예측할 수 없어 방광 훈련 및 간이 소변기 등이 필요하다.

㉢ 스트레스성 요실금 : 복압성 요실금이라고도 하며 요도 괄약근이 허약해진 상태에서 복압이 상승하면 실금이 나타난다. 케겔 운동을 하도록 권장한다.

㉣ 긴박성 요실금 : 방광 용량이 감소한 상태로 강한 요의와 함께 불수의적인 방광 수축이 발생하여 갑작스럽게 다량의 요 배출이 나타난다. 케겔 운동 및 방광 훈련을 하도록 한다.

㉤ 반사성 요실금 : 소변이 방광에 일정량 채워지면서 예측이 가능한 간격으로 소변의 불수의적 배출이 일어나는 것이다. 흔히 대뇌전달에 장애가 있을 경우에 발생하며, 대상자는 방광이 찼음을 인지하지 못한다.

40 | 과목 간호관리학 | 난이도 ●●○ | 정답 ④

목표관리는 목표 설정 시 하위자를 참여시켜 자주성과 창의성을 반영하는 관리 방법이다. 조직의 상급 관리자와 하급 관리자가 조직의 공동 목표를 함께 규정하고 각자의 책임 분야를 정하며 기준에 따라 구성원의 기여도를 평가하는 과정이다.

PLUS TIP 목표 관리의 장점과 단점

㉠ 장점 : 업무의 효율화, 자기개발 및 자아실현, 조직 구성원의 활성화, 업적평가와 처우 개선, 통제수단이 될 수 있다는 점이 있다.

㉡ 단점 : 목표의 명확한 제시 어려움, 단기 목표 강조, 지나친 경쟁의식 초래, 환경변화에 대한 신축성이 결여되기 쉽다는 점 등이 있다.

41 | 과목 | 간호관리학 | 난이도 | ●●○ | 정답 | ②

성취동기이론은 Maslow의 다섯 가지 욕구 중, 상위 욕구가 인간행동의 80%를 설명한다는 주장으로 McClelland가 개발한 이론이다. 기본 욕구로는 친교욕구, 권력욕구, 성취욕구가 있으며 성취동기가 높은 사람의 특성은 문제 해결에 대해 책임지는 것을 선호하고, 자신의 능력을 발휘하여 자부심을 높이려 한다. 또한, 즉각적인 피드백을 강구하고 적절한 위험을 즐긴다. 일의 성취로 인한 보상보다는 일 자체의 성취에 관심을 가진다.

42 | 과목 | 보건의약관계법규 | 난이도 | ●●○ | 정답 | ②

의료인이 아닌 자로 하여금 의료행위를 하게 한 때는 2020년 12월 29일 제66조 자격정지 등 조항에서는 삭제되었으며, 제27조 무면허 의료행위 등 금지 조항에 신설되었다.

PLUS TIP 의료법 제66조(자격정지 등) 제1항

㉠ 의료인의 품위를 심하게 손상시키는 행위를 한 때
㉡ 의료기관 개설자가 될 수 없는 자에게 고용되어 의료행위를 한 때
㉢ 일회용 의료기기를 한 번 사용한 후 다시 사용한 때
㉣ 진단서·검안서 또는 증명서를 거짓으로 작성하여 내주거나 진료기록부등을 거짓으로 작성하거나 고의로 사실과 다르게 추가기재·수정한 때
㉤ 태아 성 감별 행위 금지를 위반한 경우
㉥ 의료기사가 아닌 자에게 의료기사의 업무를 하게 하거나 의료기사에게 그 업무 범위를 벗어나게 한 때
㉦ 관련 서류를 위조·변조하거나 속임수 등 부정한 방법으로 진료비를 거짓 청구한 때
㉧ 부당한 경제적 이익 등의 취득 금지를 위반하여 경제적 이익 등을 제공받은 때
㉨ 그 밖에 이 법 또는 이 법에 따른 명령을 위반한 때

43 | 과목 | 간호관리학 | 난이도 | ●●● | 정답 | ③

명령 통일의 원리는 두 명 이상의 상관으로부터 명령을 받거나 보고를 해서는 안 된다는 원리이다. 한 사람의 상사로부터 직접 지시를 받고 보고를 해야 한다.

44 | 과목 | 아동간호학 | 난이도 | ●○○ | 정답 | ③

④ 인슐린 의존성 당뇨병(1형 당뇨병)은 인슐린 형성 능력이 없으므로 경구용 혈당저하제가 아닌 인슐린 치료가 반드시 필요하다.
①②③⑤ 인슐린 비의존성 당뇨병(2형 당뇨병)에 대한 설명이다.

45 | 과목 | 간호관리학 | 난이도 | ●●○ | 정답 | ③

1973년에 의료법이 개정되었다. 간호고등기술학교가 폐지되며 간호사 면허 외에도 보건, 마취, 정신 간호사 등 업무별 간호사가 인정되었다. 또한 간호사 보수교육의 명문화가 시행되었으며 입원환자 50인 미만인 병원에서 간호조무사 채용을 허락하였다.

46 | 과목 | 여성건강간호학 | 난이도 | ●●● | 정답 | ③

① Mcdonal's sign - 경부 반대쪽으로 자궁 체부가 기울어짐
② Hegar's sign - 자궁 협부의 연화
④ Braunvon Fernwald's sign - 착상 부위의 불규칙한 부드러움과 크기 증가
⑤ Ladin's sign - 자궁 체부와 경부 접합부 근처의 중앙부 앞면에 부드러운 반점

47 | 과목 | 여성건강간호학 | 난이도 | ●○○ | 정답 | ③ |

① 경구 피임약은 매일 정확한 시간에 복용해야 하며, 복용을 잊었을 경우에는 복용하던 시간 12시간 이내에 복용하도록 한다. 12시간 이후에는 다음날 정해진 시간에 복용하도록 한다.

③ 월경통, 월경과다의 증상을 완화하는 효과가 있다.

④ 오심, 유방 압통, 복부 팽만, 두통, 정서불안, 체중증가, 혈전증 등의 부작용이 있다.

⑤ 경구피임약으로 성병을 예방할 수는 없다. 성병 예방은 콘돔을 사용하여야 한다.

48 | 과목 | 지역사회간호학 | 난이도 | ●●● | 정답 | ② |

① 실물은 소수에게 적합하여 지역사회 교육에는 어려움이 있다.

③ 융판은 섬세한 설명이 불가능하므로 유치원이나 초등학교 저학년을 대상으로 사용하는 것이 좋다.

④ 인쇄물은 제작이 쉽고 용이하나 학습자의 흥미를 유발하기가 어렵다.

⑤ 슬라이드 환등기는 주의 집중이 잘 안 되고 졸릴 수 있다.

49 | 과목 | 정신간호학 | 난이도 | ●●○ | 정답 | ④ |

활동 단계는 대상자의 행동 변화를 촉진하는 단계이다. 종결 단계에 진행 사항과 목적달성 여부를 평가한다.

PLUS TIP 치료적 인간관계의 단계

㉠ 상호작용 전 단계 : 자기탐색 과정으로 대상자와의 관계 형성 전 자신에 대한 자기분석을 시행하여 편견, 선입견 등을 확인한다.

㉡ 오리엔테이션 단계 : 대상자의 이름을 알고 자기소개를 시행한다. 개방적 의사소통 및 신뢰감으로 협력 관계를 형성시킨다.

㉢ 활동 단계 : 초기 단계에서 세운 목표를 달성하기 위한 적극적인 행동을 하는 단계로 대상자의 행동 변화를 촉진한다.

㉣ 종결 단계 : 진행 사항과 목적달성 여부에 대해 평가하는 단계이다. 종결이 스트레스를 유발할 수 있으니 대상자가 관계를 끝낼 준비가 되었는지 여부를 판단하여야 한다.

50 | 과목 | 간호관리학 | 난이도 | ●●● | 정답 | ⑤ |

① 서열법은 직무를 최상위부터 최하위까지 비교, 평가하여 순위별로 계층화 한 것이다.

②③ 직무등급법은 직무분류법이라고도 하며 직무를 사전에 만들어 놓은 등급에 따라 평가하는 방법이다.

④ 점수법은 직무의 가치를 점수로 나타내어 평가한 것이다.

1

| 과목 | 성인간호학 | 난이도 | ●○○ | 정답 | ⑤ |

저혈량성 쇼크의 원인으로는 체순환 혈액량 감소, 출혈, 탈수, 요붕증 등이 있으며 수축기 혈압 저하, 빈맥, 빈호흡, 핍뇨, 불안, 초조, 차고 축축한 피부 등의 증상이 나타난다. 먼저 기도를 확보하고 산소를 투여한 후 수액, 수혈 등을 통해 체액 손실을 조절해 주어야 한다.

PLUS TIP 정상호흡수 : 16 ~ 20회/min

2

| 과목 | 성인간호학 | 난이도 | ●○○ | 정답 | ⑤ |

A형 간염은 분변 – 구강 경로에 의해 감염되므로 대소변 관리 위생에 신경 쓰고, 환자에게 손 씻기의 중요성을 교육한다. A형 간염 환자를 간호할 때는 장갑을 끼고, 옷, 수건 등은 따로 처리하고 소독한다.

3

| 과목 | 기본병리학 | 난이도 | ●○○ | 정답 | ② |

세포 비대는 기능적 부하의 증가 또는 호르몬에 대한 반응으로 발생한다.

PLUS TIP 세포의 적응

세포는 정상 상태에서 환경의 변화에 항상 적응하려 한다. 세포 적응은 호르몬이나 내인성 화학물질에 의해 정상적인 자극에 반응하는 생리적 적응과 여러 가지 물질의 이상 자극에 대해 반응하는 병적 적응으로 분류된다. 세포 적응에 의해 나타나는 양상은 다양하나 주로 증식, 비대, 위축, 화생의 변화로 나타난다.

- ㉠ **증식** : 기능 항진을 유발하는 자극에 의해 장기나 조직의 세포 수가 증가하는 것을 말하며, 결국 장기나 조직의 부피가 증가한다.
- ㉡ **비대** : 조직을 구성하는 세포가 원래의 구조를 유지하면서 부피만 증가하는 것을 나타내며, 기능적 부하의 증가 또는 호르몬에 대한 반응으로 발생한다.
- ㉢ **위축** : 세포질의 상실로 세포의 크기 및 기능이 감소하는 경우로 혈류 공급의 감소, 신경 지배의 상실, 영양장애, 노화 등이 원인이 된다.
- ㉣ **화생** : 성숙된 세포가 지속적인 만성 자극에 의해 다른 형태의 성숙된 세포로 대치되는 경우를 말하며, 원주상피세포가 편평세포로 대피되는 경우가 제일 흔하다.

4

| 과목 | 인체생리학 | 난이도 | ●○○ | 정답 | ④ |

①② 가스트린(Gastrin)은 위액, 위산분비 및 위 운동성을 촉진하는 기능을 한다.
③ 콜레시스토키닌(CCK)은 췌장의 소화효소 분비를 촉진하고 담낭 수축에 관여하여 담즙 분비를 촉진한다.
④ 시크레틴(Secretin)은 위산을 중화하는 기능을 한다.
⑤ 위 억제성 펩티드(GIP)는 위의 기능을 억제하고 포도당 존재 하에 인슐린의 분비를 촉진한다.

5

| 과목 | 정신간호학 | 난이도 | ●○○ | 정답 | ④ |

일주기 리듬 수면 – 각성장애의 중재로 원하는 수면 시간에 도달할 때까지 취침시간을 지연시키도록 한다.

PLUS TIP 불면장애

불면장애는 뚜렷한 신체적, 정신적 원인 없이 잠을 자지 못하거나 수면 상태를 유지하지 못하는 장애이다. 주말 포함 기상 시간을 지키며, 낮에 불필요한 낮잠은 피하도록 한다. 아무리 적게 자도 다음날 제시간에 일어나 규칙적인 수면 시간을 갖도록 한다. 또한, 수면과 관계없는 자극은 침실에서 제거하고, 술, 담배, 각성음료 등 중추신경계 작용물질은 피해야 한다. 낮에는 적당한 활동량과 자극량을 유지하며, 밤에 잠이 오지 않아 초조하거나 화가 날 땐 억지로 자려고 하지 말고 불을 켜고 침실에서 나와 다른 무언가를 하도록 한다. 억지로 자려고 애쓰면 각성을 더 악화시킬 수 있다.

6 | 과목 간호관리학 | 난이도 ●●● | 정답 ②

①③ 기사간호단은 군사간호단이라고도 하며, 남성 군인들로 구성된 간호단이다. 전쟁과 간호를 동시에 하며 오늘날의 앰뷸런스 역할을 하였다.

④ 자선간호단은 병원개선과 자선간호를 통해 사회개혁을 한 단체이다. 근대 직업간호사 제도의 기초가 되었다.

⑤ 카이저스베르트 간호사 양성소는 나이팅게일이 유일하게 정규교육을 받은 곳으로 최초의 근대 여집사 간호단을 창설하였다.

7 | 과목 성인간호학 | 난이도 ●●● | 정답 ⑤

COPD 환자들은 코로 숨을 들이쉰 후 입술을 동그랗게 오므리고 복근에 힘을 주면서 입으로 천천히 길게 내쉬는 pursed lip breathing 호흡 운동을 해야 한다. 이는 기도 허탈 예방 및 호흡 조절에 효과가 있다. 또한, 분비물을 묽게 하기 위해 충분히 수분 섭취하는 것이 좋고, 단계적인 기침을 통해 효율적인 객담 배출 교육을 하여야 한다. 식사는 소량씩 잦은 식사를 하고 탄수화물은 50% 내외로 조정하여야 한다. 이는 탄수화물을 에너지로 바꾸는 과정에서 CO_2가 발생하고, CO_2는 COPD 환자에게 안 좋은 영향을 미칠 수 있다.

8 | 과목 여성건강간호학 | 난이도 ●●● | 정답 ④

④ 태아가 사망한 경우 혹은 태아가 미숙아면 제왕절개를 금기한다.

① 모체가 중증 심장병, 자간전증과 같은 고혈압성 질환, 당뇨병 등이 있을 때 제왕절개를 고려한다.

② 과거 제왕절개 분만의 경험이 있는 경우 또는 자궁수술의 경험이 있는 경우 제왕절개를 시행한다.

③ 태아의 아두골반 불균형은 제왕절개의 가장 흔한 원인이다.

⑤ 전치태반 혹은 태반조기박리 시에는 제왕절개를 시행하여야 한다.

9 | 과목 기본병리학 | 난이도 ●●● | 정답 ⑤

유방암의 아형은 침윤성 관암, 소엽암, 수질암, 파제트병, 점액암으로 나뉘며 침윤성 관암이 임상적 예후가 가장 좋지 않다.

PLUS TIP 여성 유방의 종양

㉠ 섬유샘종 : 양성 종양으로 주위와 경계가 분명한 결절을 형성한다. 간질과 유관의 양쪽 성분으로 된 종양 중에서 간질성분의 증식이 현저한 것을 엽상 종양이라고 부른다. 20대와 30대에서 호발한다.

㉡ 관내유두종 : 유두관내의 상피세포가 유두상으로 증식하는 양성 종양이다. 유관의 상피세포와 그 외측에 있는 근상피세포가 이층성의 배열을 유지하고 결합 조직성 간질을 심지로 해서 유두상의 구조를 나타낸다.

㉢ 유방암 : 40 ~ 50대에 호발하며 유방의 상외측 4분원에 가장 많이 생긴다. 암세포가 유관 내에 머무는 것을 비침윤암, 기저막을 파괴해 침윤하는 것을 침윤암이라고 부른다. 유방암의 종류는 침윤성 관암, 파제트병, 소엽암, 점액암, 수질암 등이 있으며 침윤성 관암이 임상적 예후가 가장 좋지 않다.

10 | 과목 성인간호학 | 난이도 ●●○ | 정답 ④

④ 두개내압이 상승한 환자, 유두 부종 환자, 뇌종양이 의심되는 환자는 뇌척수액의 갑작스러운 제거로 뇌구조가 대후두공으로 탈출되어 연수의 생명 중추에 압력이 가해질 수 있으므로 요추 천자를 시행하면 안 된다.

① 척수 신경이 L1 - 2까지 내려와 있으므로 L3 - L4 또는 L4 - L5 사이에 요추 천자를 시행해야 신경 손상을 줄일 수 있다.

② 정상적인 뇌척수압은 60 ~ 180mmH₂O(5 ~ 15mmHg)이며 상승 시 뇌내출혈, 종양, 부종이 의심된다.

③ 정상적인 뇌척수액은 무색, 투명하며 혼탁 시 감염이 의심된다.

⑤ 요추 천자 후에는 척수성 두통을 감소시키기 위해 머리를 들지 않고 반듯한 자세로 누워 있어야 한다.

11 | 과목 | 간호관리학 | 난이도 ●●● | 정답 ⑤ |

영국의 영향을 받은 오스트리아에서는 조산학 대학과 연계된 학교에서 지방자치 비용으로 교육을 하였다.

PLUS TIP 모관제도

독일의 모관제도는 수녀원 풍토를 간호계에 도입한 것으로 간호계 발전을 저해하는 요소로 작용하였다. 학교를 졸업한 간호사들은 졸업 후에도 계속 이 제도와 연결되어 졸업 후의 생활을 제재받았으며, 강요된 생활, 낮은 급료로 인한 질병, 빈곤 등에 시달렸다. 맹목적이고 뿌리 깊은 신념으로 모관의 개혁을 쉽게 이룰 수 없었다.

12 | 과목 | 기본간호학 | 난이도 ●●○ | 정답 ① |

심폐소생술 시 가슴압박과 인공호흡의 비율은 30:2로 시행하여야 한다.

PLUS TIP 심폐소생술의 기본 순서

심폐소생술의 기본 순서는 'C(compression 가슴압박) – A(Airway 기도개방) – B(Breathing 인공호흡)'이다. 먼저 대상자의 의식 확인 후 도움 요청 및 119 신고를 하고 맥박을 확인한다. 그리고 심폐소생술을 시행한다. 가슴압박은 5 ~ 6cm 정도의 깊이로 하며 속도는 100 ~ 120회/분이 적당하다. 인공호흡은 대상자의 머리를 젖히고 턱을 올려 기도를 개방한 상태에서 시행한다. 가슴 압박 30회 시행 후 인공호흡 2회를 실시하며 구조대가 올 때 까지 30:2 비율로 계속 반복한다.

13 | 과목 | 성인간호학 | 난이도 ●○○ | 정답 ③ |

파킨슨병은 뇌 안의 도파민이 부족해서 발생하는 만성 퇴행성 중추신경 장애로 전형적인 3대 증상으로는 진전, 강직, 운동 완서증이 있다. 그 외에도 운동 불능, 운동 개시 곤란, 체위의 불안정, 가속 보행, 가면 같은 얼굴, 소서증 등이 있다.

14 | 과목 | 성인간호학 | 난이도 ●●○ | 정답 ① |

② Hyperventilation(과다호흡) : 운동, 불안, 대사성 산증이 원인이며, 호흡의 깊이와 빈도가 증가 되며 규칙적이다.

③ Kussmaul's(쿠스말 호흡) : 당뇨성 혼수, 당뇨성 산증이 원인이며, 깊고 빠르거나 혹은 느린 속도가 특징이다.

④ Tachypnea(빈호흡) : 열, 저산소증, 폐 기능 장애 등이 원인이며, 분당 20회 이상의 빠르고 얕은 호흡이 특징이다.

⑤ Biot's breathing(비오호흡) : 호흡 실조성이라고도 하며, 호흡 억제 또는 연수 부위가 손상 되어 발생한다. 짧은 비정상적 호흡 후 무호흡이 교대로 나타나며 예측 불가능하다.

15 | 과목 | 성인간호학 | 난이도 | ●○○ | 정답 | ④

신경성 쇼크는 교감 신경계 손상으로 평활근과 혈관이 이완이 이완되어 발생한다. 서맥, 저혈압, 피부 건조 등의 증상이 나타난다.

PLUS TIP 쇼크의 종류

㉠ **저혈량성 쇼크** : 원인으로 화상, 출혈, 탈수 등에 의한 체순환 혈액량 감소가 있으며, 수축기 혈압이 저하되고 맥박이 100회 이상으로 빨라진다. 먼저 출혈부위를 압박하고, 기도확보를 한다. 산소를 투여하며 체액 손실을 조절해 순환 혈액량을 증가시켜야 한다.

㉡ **심인성 쇼크** : 심박출량 감소, 심근경색, 부정맥 등이 원인이 될 수 있으며 빈맥, 저혈압, 맥압 저하 등의 증상이 나타난다. 산소를 투여해주고 심근경색 및 부정맥 조절을 위해 약물을 투여한다.

㉢ **패혈성 쇼크** : 혈액 내 세균 감염으로 전신 혈관이 확장되고 혈압이 저하되면서 나타난다. 안절부절못하고 호흡성 산증이 나타난다. 혈압상승제 투여 및 항생제 치료를 시행하며 산 – 염기 균형을 유지해준다.

㉣ **신경성 쇼크** : 약물 과다복용, 척추 손상 등으로 교감신경계가 손상되어 발생할 수 있다. 서맥, 저혈압 등의 증상이 나타나며 기도유지, 혈압유지, 심박출량 유지 등의 중재를 해준다.

㉤ **아나필라틱 쇼크** : 약물, 음식, 독, 곤충 등에 대한 과민반응으로 혈압 저하, 혈관 확장으로 인한 두통, 호흡기계 억압, 의식 수준 저하 등의 증상이 나타난다. 기도를 유지해주고 항히스타민, 기관지확장제, corticosteroid를 주사한다.

16 | 과목 | 기본간호학 | 난이도 | ●●● | 정답 | ②

1단계 욕창 및 1도 화상은 투명 필름 드레싱을 적용한다. 출혈이 있는 상처 및 삼출물이 있는 상처는 칼슘 알지네이트 드레싱을 적용한다. 괴사조직이 있는 상처, 감염된 상처 및 3도 화상은 하이드로젤 드레싱을 적용한다.

17 | 과목 | 성인간호학 | 난이도 | ●○○ | 정답 | ④

④ 췌장암은 혈액 검사상 lipase, amylase가 상승하며, 극심한 통증이 밤에 더 악화되어 통증으로 인해 밤에 자주 깬다.

①②③ 간암에 대한 설명으로 간암 진단 시 혈액 검사상 ALT/AST(OT/PT) 수치가 상승하며, 손상된 간세포가 알부민을 합성하지 못해 A/G ratio(Albumin – Globulin 비율)이 감소한다. 또한, 전신 부종, 황달, 심한 복수 등의 증상이 나타난다.

⑤ 담낭염 또는 담석증은 담즙이 피부로 배출되어 소양감을 느끼게 된다.

18 | 과목 | 기본간호학 | 난이도 | ●●○ | 정답 | ④

① 생리적 욕구는 생명 유지를 위해 기본적으로 충족되어야 하는 욕구이다.

② 안전과 안정의 욕구는 물리적, 사회적, 심리적 안전 등과 관련된 욕구이다.

③ 사랑과 소속감의 욕구는 사랑을 주고받는 것, 집단 내의 소속감 등에 관련된 욕구이다.

⑤ 자아실현의 욕구는 현재를 잘 살고자 하는 내부지향적, 자율성이 높은 욕구이다.

19 | 과목 | 성인간호학 | 난이도 | ●●○ | 정답 | ①

수술 전에는 2.5L ~ 3L/일 정도의 충분한 수분을 섭취해 노폐물을 배출하도록 한다. 그리고 수술 후에 2달 동안은 무거운 물건을 들거나 힘든 운동, 변비, 오래 앉아 있기 등 압력이 가해지는 행위는 제한하도록 하며 3주간은 성생활을 제한하도록 한다. 또한, 방광을 자극하는 음식은 제한하도록 하며 수술 후에 발기부전을 겪는 사람은 드물다는 사실을 교육해 불안감을 감소시켜준다.

20 | 과목 | 성인간호학 | 난이도 ●●○ | 정답 ③ |

③ 수술 직후에는 원활한 혈액 순환을 위해 환측 사지를 상승한다.

① 동정맥루가 있는 사지에는 정맥주사, 채혈, 혈압 측정 등을 하지 않는다.

② 혈관 통로가 막히지 않았는지 매일 자주 진동(thrill) 및 잡음(bruit)을 확인한다.

④ 동정맥루 수술 한 달 후부터 혈관이 성숙해져 투석이 가능하다.

⑤ 수술 후 2일부터 부종과 통증이 없어지면 공 주무르기 등의 운동을 시작한다.

21 | 과목 | 간호관리학 | 난이도 ●●○ | 정답 ③ |

제3차 개정 이유는 변화하는 의료 환경과 사회에서 간호사의 능동적인 대처와 윤리적인 책무를 규명하기 위해서다. 제2차 개정 이유 중 하나가 대상자의 권리, 자율성의 중요성의 증가이다.

22 | 과목 | 성인간호학 | 난이도 ●●● | 정답 ① |

① 흡연 시 심근에 산소 공급이 감소된다.

② 안정형 협심증으로 인한 통증은 휴식이나 혈관확장제(nitroglycerin) 투약으로 완화된다.

③ 저염식이, 저지방식으로 체중 조절을 하도록 한다.

④ 평소에는 과도하지 않은 규칙적인 운동을 하도록 교육한다.

⑤ 협심증 촉진 요인으로는 극한기온, 감정변화, 과식, 흡연, 성 행위, 스트레스 등이 있다.

23 | 과목 | 간호관리학 | 난이도 ●●○ | 정답 ③ |

① 효과적인 의사소통 능력과 관계 형성 관리 등 의사소통과 관계 형성 구축에 대한 역량이 필요하다.

② 임상 실무, 보건의료정책 등에 대한 지식이 필요하다.

④ 체계적인 사고와 지속적 기획, 변화 관리 등에 대한 리더쉽이 필요하다.

⑤ 인적자원 관리, 마케팅 등을 위해 경영기술이 필요하다.

24 | 과목 | 지역사회간호학 | 난이도 ●●● | 정답 ⑤ |

⑤ 별형은 전입형 또는 도시형으로 청장년층 및 유년층 등의 생산연령층 유입이 많다.

① 피라미드형은 출생률과 사망률이 모두 높은 저개발국 가형이다.

② 종형은 출생률과 사망률이 모두 낮은 선진국형이다. 인구 노령화 현상으로 노인인구문제를 초래한다.

③ 항아리형은 출생률과 사망률이 모두 낮고 출생률이 사망률보다 낮아 인구가 감소하는 감퇴형이다.

④ 호로형은 전출형 또는 농촌형으로 청장년층의 유출과 출산력 저하로 유년층의 비율이 낮다.

25 | 과목 | 기본간호학 | 난이도 ●●○ | 정답 ② |

폐포의 과다 환기 증상으로는 빈맥, 흉통, 가벼운 두통, 사지저림, 집중력 감퇴, 심장마비 등이 있고, 폐포의 과소 환기 증상으로는 어지러움, 지남력 상실, 심부정맥, 경련, 심장마비, 기면, 무력, 홍조 피부 등이 있다.

26 | 과목 | 기본간호학 | 난이도 ●●○ | 정답 ⑤ |

간호사가 준수해야 할 윤리적 의무로는, 모든 정보는 비밀이 유지되어야 하며, 공인되지 않은 가족이나 지인들이 들을 수 없는 비공개된 장소에서 면담을 진행하여야 하고, 전화 연락 또한 비공개된 장소에서 시행하여야 한다. 컴퓨터로 기록을 관리할 경우에는 보안유지를 위해 암호를 설정해야 하고, 이메일로 문서를 주고받을 시엔 표지에 비밀이 유지되어야 함을 표시하여야 한다.

27 | 과목 | 간호관리학 | 난이도 ●●○ | 정답 ① |

② 효율성 - 특정 건강 수준을 획득하는데 사용한 비용의 정도

③ 접근성 - 시간이나 거리 등 요인에 의해 비용에 제한을 받는 정도

④ 지속성 - 의료 서비스의 시간적, 지리적 연결정도와 상관성

⑤ 수용성 - 의료의 효과에 대한 환자의 기대

28 | 과목 기본병리학 | 난이도 ●●○ | 정답 ③

① 대부분의 감기의 원인이 되는 것은 리노바이러스이다.

② 인플루엔자 바이러스는 상기도 감염은 일시적으로 자연 치유된다. 상기도에 국한한 감염은 리노바이러스이다.

④ 귀밑샘을 침범하거나 다른 침샘을 침범하는 급성 접촉성 바이러스는 볼거리(유행귀밑샘염)이다.

⑤ 나선형의 RNA 구조를 가지고 있는 것은 소화기계를 침범하는 로타바이러스이다.

29 | 과목 성인간호학 | 난이도 ●●● | 정답 ②

고관절 전치환술 후에는 탈구 예방을 위해 높은 변기나 팔걸이 있는 의자를 이용하며 주치의의 허락 없이는 수술 부위로 눕지 않는다. 그리고 외전 상태를 유지하기 위해 다리 사이에 베개를 두고 자야한다. 또한, 말단 부위의 내외회전은 삼가도록 한다.

30 | 과목 간호관리학 | 난이도 ●●● | 정답 ⑤

정의의 원칙은 공정함과 공평함에 관련된 것으로 장기이식, 응급실에서의 응급환자 분류체계 등에 적용된다. 환자에게 모든 정보를 제공해 주어 시행될 치료에 대해 자발적으로 동의하고 협조하게 하는 것은 자율성 존중의 원칙에 해당한다.

31 | 과목 기본간호학 | 난이도 ●○○ | 정답 ②

② 팔이 심장보다 낮을 때 혈압이 높게 측정된다.

①③④⑤는 혈압이 낮게 측정되는 경우에 해당된다.

PLUS TIP 혈압 측정 주의사항

㉠ 혈압이 높게 측정되는 경우 : 커프가 너무 좁거나 느슨할 때, 밸브를 너무 천천히 풀 때, 활동 직후, 수은 기둥이 눈높이보다 높을 때, 팔이 심장보다 아래에 있을 때

㉡ 혈압이 낮게 측정되는 경우 : 너무 넓은 커프를 사용했을 때, 팔을 심장보다 높게 했을 때, 수은 기둥이 눈높이보다 낮을 때, 밸브를 너무 빨리 풀 때, 충분한 공기를 주입하지 않았을 때

32 | 과목 기본간호학 | 난이도 ●○○ | 정답 ⑤

일반적인 검진 순서는 '시진 – 촉진 – 타진 – 청진' 순서로 진행하나, 복부 검진 시에는 촉진과 타진 시 장음의 변화가 있을 수 있어 '시진 – 청진 – 타진 – 촉진' 순서로 진행한다.

33 | 과목 기본간호학 | 난이도 ●●○ | 정답 ⑤

구풍 관장은 가스로 인한 복부 팽만을 완화시키기 위하여 시행하며, 수렴 관장은 출혈을 막기 위해 시행한다. 배출 관장은 대변을 배출하기 위해 시행하며, 영양 관장은 수분과 영양분을 투여하기 위해 시행한다.

34 | 과목 | 기본간호학 | 난이도 ●●● | 정답 ④ |

과호흡은 호흡의 율과 깊이가 증가하여 일호흡용적이 증가된 호흡이다. 보통 운동 시 나타난다.

PLUS TIP 호흡의 종류

㉠ 정상호흡 : 흡기와 호기가 규칙적이고 일호흡용적은 500ml 정도이며 호흡률은 12 ~ 20회/분이다.

㉡ 서호흡 : 호흡률이 비정상적으로 느리나 규칙적이다.

㉢ 빈호흡 : 호흡률이 비정상적으로 빠르나 일호흡용적은 감소된 호흡니다.

㉣ 과호흡 : 호흡의 율과 깊이가 증가되어 일호흡용적이 증가된 호흡이며 보통 운동 시에 생긴다.

㉤ 무호흡 : 호흡이 없는 상태이며 계속적이면 호흡정지라 한다.

㉥ Cheyne – Stokes 호흡 : 호흡이 불규칙하며 무호흡과 과도호흡이 교대로 일어난다. 호흡은 느리고 얕은 호흡으로 시작하여 깊이와 속도가 점점 증가한다. 다시 호흡이 점차 느려지고 얕아졌다가 10 ~ 20초간 무호흡이 있고 난 뒤 다시 호흡을 시작하는 것을 반복한다.

㉦ Kussmaul 호흡 : 비정상으로 깊고 빠른 호흡이며 규칙적이다. 당뇨병이나 케톤산증이나 신부전 환자에게 나타난다.

㉧ Biot's 호흡 : 뇌 손상, 뇌막염 등으로 호흡 기능이 떨어져 얕은 호흡과 무호흡이 교대로 나타난다.

35 | 과목 | 기본간호학 | 난이도 ●○○ | 정답 ④ |

활력징후를 측정해야 하는 경우는 입원 시, 정규적인 처방, 활력징후에 영향을 주는 약물 투여 시, 활력징후가 비정상적일 시, 수술 시, 환자 상태가 급격히 변할 시, 환자가 주관적 신체 변화 증상을 호소할 시, 수혈 전·중·후, 침습적 검사 전·후 등에 시행한다.

36 | 과목 | 기본간호학 | 난이도 ●●● | 정답 ④ |

④ 감염 예방을 위해 주입용 튜브를 24시간마다 교환해야 한다.

① 빨리 투여될 경우 삼투성이뇨, 탈수가 일어나므로 철저한 관리가 필요하다.

② TPN용액을 다른 약물, 혈액과 같은 관으로 투여하면 세균 감염의 위험이 있어 금기한다.

③ 투여 중단 시 용량을 서서히 감량해서 중단하여야 합병증 발생의 위험이 줄어든다.

⑤ 인슐린 분비가 TPN에 의해 증가한 혈당을 조절하기에 무리가 있을 수 있으므로 혈당 조절에 신경을 써야 한다.

37 | 과목 | 정신간호학 | 난이도 ●○○ | 정답 ② |

① 반영은 대상자의 주요 생각을 새로운 언어로 반복해주는 것을 말한다.

③ 명료화는 대상자의 말을 이해하지 못하거나 설명을 필요로 할 때 사용한다.

④ 재진술은 대상자의 주요 내용을 한두 마디 정도 반복하여 이해하고 있음을 전달하는 것이다.

⑤ 정보 제공은 적절한 결정을 돕기 위해 필요한 지식과 정보를 제공하는 것이다.

38 | 과목 | 간호관리학 | 난이도 ●●○ | 정답 ① |

①② 국제간호협의회(ICN) – 독립적인 비정부기구로 간호사의 자질 및 전문직으로서의 지위 향상을 목적으로 설립되었으며, 국제적으로 가장 오래된 직업 여성단체이다.

③ 세계보건기구(WHO) – 세계 온 인류의 건강을 가능한 최고 수준으로 도달하게 하는 것이 목표이다.

④ 국제적십자사(ICRC) – 전시나 사변 시 상병자, 어린이 등 취약계층의 간호, 보호를 위해 설립되었다.

⑤ 국제연합(UN) – 전쟁방지와 평화유지를 위해 설립된 국제기구이다.

39 | 과목 | 성인간호학 | 난이도 | ●●○ | 정답 | ④ |

췌장에서 분비되는 인슐린은 혈당을 낮추는 역할을 한다. 그 외에 글루카곤, 카테콜라민, 당질코르티코이드, ACTH, 갑상샘 호르몬, 성장호르몬은 혈당을 올리는 역할을 한다. 안지오텐신은 혈압을 높이는 호르몬 중 하나이다.

40 | 과목 | 기본간호학 | 난이도 | ●●○ | 정답 | ② |

신생아는 액와 및 고막 체온이 가장 안전하며 영아는 주변 환경의 미세한 온도 변화에 민감하다. 노인은 비정상적인 혈관 수축반응 및 오한 불능으로 저체온의 위험성이 크다. 모든 사람의 정상 체온 범위는 다르며 어린이의 액와 체온 측정 시 팔을 지지해 주어야 한다.

41 | 과목 | 간호관리학 | 난이도 | ●●● | 정답 | ⑤ |

① 브레인스토밍은 아이디어 제안을 대면적으로 제시하는 집단 토의 방법이다.

② 명목집단기법은 대화나 토론 없이 의견을 제출하고 구성원 간 토론을 거쳐 투표로 의사를 결정하는 방법이다.

③ 전자회의는 컴퓨터 기술과 명목집단기법을 혼합한 것이다.

④ 브레인라이팅은 원으로 앉아 옆의 참가자에게서 돌아온 시트에 아이디어를 추가하는 방법이다.

42 | 과목 | 기본간호학 | 난이도 | ●●○ | 정답 | ② |

② 폐쇄형 질문의 장점은 질문과 대답이 효과적으로 통제되며, 환자가 대답하기가 편하다. 또한, 시간 소요가 적으며 환자의 반응을 기록하기가 쉽다. 그리고 면담자가 능숙하지 않아도 수행할 수 있다.

①③④⑤ 개방형 질문의 장점에 해당된다.

43 | 과목 | 아동간호학 | 난이도 | ●○○ | 정답 | ⑤ |

모유수유의 장점은 적절한 양의 단백질, 많은 양의 락토즈(lactose)함유, 많은 양의 불포화 지방산 함유, 적절한 양의 무기질 함유, 면역글로불린, 림프구, 중성구등의 박테리아 성장을 억제해 면역학적 이점 제공, 경제적이고 위생적, 수유를 통한 촉각 자극, 산모의 자궁 수축 촉진 등이 있다. 모유는 실온에서 4 ~ 6시간 정도는 놓아두었다가 먹일 수 있으나 먹다 남긴 모유는 세균 성장의 배지가 될 수 있어 설사를 유발할 가능성이 있으므로 버려야 한다. 냉장 보관 시 72시간까지 보관할 수 있으나 가능하면 24시간 이내에 먹이는 것이 좋다.

44 | 과목 | 아동간호학 | 난이도 | ●○○ | 정답 | ③ |

③ 분비물 배액 및 흡인 방지를 위해 엎드려 눕거나 측위를 취하게 한다.

① 기침이나 빨대 사용, 설압자 사용은 수술 부위를 자극할 수 있어 금한다.

② 통증을 완화시키기 위해 ice collar를 적용해준다.

④ 혈액과 혼동되므로 붉은색, 갈색 음식은 섭취하지 않도록 한다.

⑤ 아동이 침을 지속적으로 삼키는 행동을 보인다면 출혈을 의심해보아야 한다.

45 | 과목 | 간호관리학 | 난이도 | ●●○ | 정답 | ③ |

①② 사슬형은 두 사람 사이에서 의사소통하면서 릴레이 형식으로 정보를 전달신속하고 정확하게 전달 할 수 있으나 사기 저하의 우려가 있고 융통성이 낮다.

④ 원형은 위원회나 대책위원회같이 공식적인 리더가 있으나 권력의 집중되지 않고 지위의 고하가 없다.

⑤ Y형은 특정 리더는 없지만, 집단을 대표하는 인물이나 의사소통 조정자가 있는 경우이다. 서로 다른 집단 간 조정이 필요할 때 유용하다.

46

| 과목 | 기본간호학 | 난이도 | ●○○ | 정답 | ③ |

근육 주사 가능 부위로는 삼각근 중앙 부위, 둔부의 배면 부위, 둔부의 복면 부위, 대퇴부위가 있고, 피하 주사 가능 부위로 상박, 대퇴 전면과 측면 부위, 복부가 있다.

47

| 과목 | 간호관리학 | 난이도 | ●●● | 정답 | ② |

직무 순환은 직무를 바꾸어 수행하도록 순환 시켜 다양한 직무를 수행하도록 하는 것이다. 직무 확대 시 과업의 수와 종류가 증가할 수 있다.

PLUS TIP 직무 설계 방법

㉠ 직무 단순화 : 전통적인 접근 방법으로 한 사람의 과업의 수를 줄여 직무를 단순화시키는 것이다. 직무의 전문성과 능률, 합리성, 생산성을 강조한다.

㉡ 직무 순환 : 직무를 바꾸어 수행하도록 하여 다양한 과업을 수행할 수 있도록 하는 것이다. 직무 확대는 과업의 수와 종류를 증가시켜 수평적으로 직무를 확대시킨다. 직무의 단순성과 지루함을 감소시켜 직무 만족도가 상승할 수 있다.

㉢ 직무 충실화 : 직무내용과 환경을 재설계하여 개인의 동기를 유발하고 자아실현의 기회를 부여한다. 직무 수행자가 스스로 직무를 계획하고 통제하도록 위임하는 수평적, 수직적 직무 확대이다.

48

| 과목 | 여성건강간호학 | 난이도 | ●●○ | 정답 | ④ |

응급 피임법은 계획되지 않은 성교, 피임 실패, 성폭력 등 계획되지 않은 성관계 후 임신을 방지하기 위해 사용하는 방법이다. 응급 복합 피임약은 단기간에 강력한 호르몬 노출에 의해 배란이 지연되는 것인데 가장 주된 작용은 자궁 내막을 변형시켜 착상을 억제하는 것이다. 그래서 성교 후 72시간 내에 복용하여야 수정란 착상 이전에 임신을 예방할 수 있다. 응급 피임법 후 피임에 실패하여 임신이 되었더라도 태아 기형을 야기하지는 않는다. 부작용은 오심 및 구토, 두통, 유방통, 체액저류, 어지러움 등이 있다.

49

| 과목 | 기본간호학 | 난이도 | ●●○ | 정답 | ③ |

① 간호 제공자 역할에 대한 설명이다.

② 관리자 역할에 대한 설명이다.

④ 돌봄 제공자 역할에 대한 설명이다.

⑤ 교육자 역할에 대한 설명이다.

50

| 과목 | 성인간호학 | 난이도 | ●●● | 정답 | ③ |

③④ 방사통이 나타나며 휴식이나 nitroglycerin으로는 완화되지 않는다.

① 심근경색 의심 환자가 오면 혈액 검사 상 CK – MB와 Troponin의 상승이 관찰된다.

② 심근경색이 나타나면 30분 이상 일정한 강도로 심한 분쇄성 통증이 나타난다.

⑤ ECG상 ST 분절의 상승이 나타나며 이는 심근 허혈에서 심근경색으로 진행되는 것을 뜻한다.

1

| 과목 | 성인간호학 | 난이도 | ●○○ | 정답 | ① |

① 급속 이동증후군을 예방하기 위해서 음식물의 양을 줄이고 고지방, 고단백, 저탄수화물 식이를 섭취하도록 한다. 급속 이동증후군의 후기 증상인 식은땀, 떨림, 빈맥, 정신 혼미는 식후 90분 ~ 3시간 사이에 일어나는데, 고탄수화물 음식이 공장으로 빨리 들어가서 혈당과 인슐린 수치를 올리기 때문이다.

② 반좌위 자세로 식사하고, 음식물이 빠르게 내려가는 것을 막기 위해 식후에는 누워 있는 것이 좋다.

④ 음식물의 양을 줄이고 국물이 많은 음식은 소화가 빠르게 되므로 피하도록 한다.

⑤ 위에 무리가 가지 않도록 유동식에서 연식, 일반식으로 가는 단계적인 식사를 하도록 한다.

2

| 과목 | 성인간호학 | 난이도 | ●●● | 정답 | ④ |

① 폐활량(VC)은 '최대 흡기 후 최대한 호기하는 동안의 공기의 양'이다.

② 기능적 잔기량(FRC)은 '안정 시 호기 말에 폐 내에 남아 있는 공기용량'이다.

③ 노력폐활량(FVC)은 '최대한 흡기한 후 최대한 세고 빠르게 호기한 용적'이다.

⑤ 노력호기량(FEV$_1$)은 '노력폐활량 방법에서 1초간 내쉰 노력 호기량'이다.

3

| 과목 | 성인간호학 | 난이도 | ●●● | 정답 | ③ |

③ 급성신부전은 BUN과 혈청크레아티닌이 상승한다.

📰 PLUS TIP 급성신부전

급성신부전은 신기능이 수시간에서 수일에 걸쳐 빠르게 감소되어 질소혈증과 수분-전해질 불균형이 나타나는 것을 말한다. 급성신부전의 가장 흔한 원인은 허혈과 신장독성물질인데, 혈액이 신장을 통과하기 때문에 신장은 이 두 가지 인자에 대해 특히 취약하다. 혈액의 압력이나 혈량의 감소는 신장조직 허혈의 원인이 된다. 그리고 혈중의 신장독성물질은 신장조직을 직접적으로 손상시킨다.

4

| 과목 | 성인간호학 | 난이도 | ●●● | 정답 | ① |

② 알도스테론은 수분과 전해질의 균형유지를 하고 혈청 내 나트륨 증가, 칼륨을 배설한다.

③ 칼시토닌은 부갑상샘호르몬과 길항작용을 한다.

④ 항이뇨호르몬(ADH, vasopressin)은 신장집합관의 수분 재흡수 증가를 통해 삼투를 조절한다.

⑤ 부신피질자극호르몬(ACTH)이 증가하면 쿠싱증후군이 발생하고, 감소하면 에디슨병이 발생한다.

5

| 과목 | 기본병리학 | 난이도 | ●●○ | 정답 | ④ |

부적합한 혈액을 수혈받았을 경우 나타나는 과민반응은 항원, 항체 반응에 대한 것으로 제2형 과민반응이다. 제3형 과민반응은 항원항체 복합체가 보체계를 활성화함으로써 조직손상을 일으켜 나타나는 반응이다. 보체계란 항체와 대식세포의 기능을 촉진시키며 염증반응을 증진하거나 병원체의 세포막을 공격하는 기능을 하는 면역 체계의 일부분이다.

6

| 과목 | 인체생리학 | 난이도 | ●●● | 정답 | ① |

체액의 삼투 농도가 증가하면 시상하부의 삼투농도감수기에서 이를 감지한다. 갈증중추가 자극되면 물을 섭취하게 되고, 뇌하수체후엽에서 항이뇨호르몬 분비가 증가하면 원위세뇨관과 집합관에서 물이 재흡수되어 소변이 농축된다. 두 가지 과정을 거쳐 체액에는 물이 더해져 삼투 농도가 정상으로 회복된다.

7

| 과목 | 지역사회간호학 | 난이도 | ●●○ | 정답 | ② |

인구통계는 인구에 관한 여러 통계로 출생, 사망, 유입, 유출의 4개 요인에 의해 영향을 받는다.

8 | 과목 | 아동간호학 | 난이도 | ●●● | 정답 | ① |

아동에게 주로 나타나는 쇼크의 원인으로는 저혈량 쇼크, 패혈성 쇼크, 심인성 쇼크가 있다. 각각의 증상으로는 저혈량 쇼크(건조한 점막, 천문 함몰, 차갑고 축축한 피부, 핍뇨, 피부 탄력 저하), 패혈성 쇼크 초기(혈관 이완, 따뜻한 사지, 빈맥, 빈호흡), 패혈성 쇼크 후기(빠르고 약한 맥박, 청색증, 차갑고 축축한 피부, 핍뇨, 무뇨, 자반성 피부), 심인성 쇼크(간 비대, 심 비대, 중심정맥압 증가, 안와 주위 부종, 악설음, 발한, 핍뇨) 등이 있다.

9 | 과목 | 간호관리학 | 난이도 | ●●○ | 정답 | ③ |

① 전인 간호는 한 명의 간호사가 한 명의 환자를 돌보는 것으로 중환자, 격리 된 환자 간호 시 활용한다.
② 팀 간호 방법은 보조 인력을 활용하며 팀장의 지휘 하에서 그룹 활동을 통해 간호를 제공하는 방법이다.
④ 일차 간호 방법은 환자가 입원해서 퇴원할 때까지 간호를 계획하고 수행, 평가하는 것이다.
⑤ 모듈방법은 일차 간호 방법과 팀 간호 방법을 결합한 것이다.

10 | 과목 | 성인간호학 | 난이도 | ●○○ | 정답 | ① |

유방암의 호르몬 요인으로 12세 이전의 조기 초경, 55세 이후의 늦은 완경, 경구 피임약, 30세 이후의 초산, 자궁 내막암, 난소암, 양성 유방질환, 모유 수유를 전혀 하지 않은 경우가 있다. 비 호르몬 요인으로는 유방암 가족력, 비만, 알코올의 과다섭취, 야간교대근무자, 연령(65세 이상)이 있다.

11 | 과목 | 여성건강간호학 | 난이도 | ●●● | 정답 | ② |

② 정중선 회음절개법 : 봉합이 용이하며 치유가 잘되고 성교통의 속발이 드물다. 실혈 량이 적고 절개 부위의 해부학적 접합이 양호하다.

PLUS TIP 절개법

㉠ 회음절개술 : 출산을 촉진하기 위하여 회음을 절개하는 시술이다. 회음절개 가위는 날이 날카롭지만 끝이 무딘 가위를 사용하고 아두가 하강하여 외음 사이에 아두가 보일 때 시행하는 것이 좋다.
㉡ 정사경 회음절개법 : 정중선 회음절개법에 비해 출혈이 많으며, 치유가 잘 안되고 통증이 심하다.
㉢ 측방 회음절개법 : 성교통이 간혹 있으며 출혈이 많고 치유가 안 되는 경우가 흔하여 이용률이 낮다. 약 10% 정도에서 절개부위에 해부학적 접합이 불량하다.

12 | 과목 | 모성간호학 | 난이도 | ●●○ | 정답 | ③ |

자궁경부암의 원인 바이러스는 인유두종 바이러스(HPV)이다. 인유두종 바이러스(HPV)에 대한 항체 생성을 위해 자궁경부암 예방 백신을 접종하면 70 ~ 90% 예방할 수 있다.

13 | 과목 | 간호관리학 | 난이도 | ●●○ | 정답 | ③ |

① 근접오류는 의료오류가 발생하여 환자에 대한 위해의 가능성이 있을 수 있었지만, 우연, 예방, 완화조치 등에 의해 환자에게 위해가 발생하지 않은 사건을 말한다.
② 위해사건은 의료 환자에게 위해를 가져온 사건을 말한다.
③ 적신호사건은 위해사건 중에서 의료 환자에게 장기적이고 심각한 위해를 가져온 사건을 말한다.
④ 의료과오는 표준 진료를 수행하지 못해 환자에게 손상을 유발하여 과실로 인정된 것이다.
⑤ 의료오류는 현재의 의학적 지식수준에서 예방 가능한 위해사건 혹은 근접오류를 총칭한다.

14 | 과목 정신간호학 | 난이도 ●●○ | 정답 ④

① 도파민은 흥분성에 관여하며 증가하면 조현병, 조증을 유발하고, 감소하면 우울증, 파킨슨 질환을 유발한다.

② 세로토닌은 수면과 각성상태, 기분, 섬망, 환상 등에 관여하며 증가하면 조현병 음성증상, 불안, 조증 등을 유발하고, 감소하면 우울, 공격성, 자살 등을 유발한다.

③ 노어에피네프린은 자율신경계 반응, 기분조절에 관여하며 증가하면 조현병, 감소하면 우울증을 유발한다.

⑤ 엔돌핀은 스트레스에 대한 저항, 통증 조절, 기분 조절 등에 관여한다.

15 | 과목 간호관리학 | 난이도 ●●○ | 정답 ③

㉠㉢은 관리자에 대한 설명이다.

PLUS TIP 관리자와 리더

관리자는 공식적 조직 내의 지위와 책임을 가진 합법적 권력이다. 책임감을 가지며 질서와 안정성을 유지한다. 수직적 관점으로 목표달성을 위해 계획을 세우며 현 상태를 수용한다. 리더는 위임된 권한은 없지만 다른 의미의 권력을 가진다. 단호하게 행동하며 사람, 집단의 과정, 피드백, 임파워먼트에 초점을 둔다.

16 | 과목 성인간호학 | 난이도 ●●● | 정답 ③

③ 협상은 자신의 죽음을 나쁜 행동의 대가라고 생각하며 기부 또는 봉사활동을 통해 죽음을 연기시키려는 단계이다.

① 부정은 죽음을 부정하며 현실을 받아들이지 않는 단계이다.

② 분노는 내가 왜 죽어야 하는가에 대한 생각을 하며, 주의 사람들에게 적개심을 가지고 폭언을 할 수도 있는 단계이다.

④ 우울은 죽음을 부정하지 않으며 극도의 우울감을 나타내는 단계이다.

⑤ 수용은 자신의 죽음에 관해 더 이상 분노하거나 우울해하지 않는 단계이다.

17 | 과목 성인간호학 | 난이도 ●●● | 정답 ③

등척성 운동은 근육의 길이는 단축되지 않으면서 근육의 긴장은 증가하는 운동이다. 환자의 근육 강도와 정맥의 귀환을 유지하기 위해 실시한다.

18 | 과목 기본간호학 | 난이도 ●●○ | 정답 ③

①②④⑤는 수면을 각성시키는 호르몬이다.

PLUS TIP 멜라토닌

수면을 증진시키는 호르몬인 멜라토닌은 뇌에서 생성되는 신경 호르몬으로 일주기 리듬을 조절하고 수면을 촉진한다. 그 외, 벤조다이아제핀 수용체 작용제 약물(zolpidem)은 수면 전 시간을 감소하고 전체 수면시간을 증가시키며 적은 부작용으로 노인들의 수면제로 많이 사용된다. Ramelton(Rozerem)은 수면의 유지가 아니라 수면 개시를 촉진하기 위해서 처방되고, 장기간 사용하며 멜라토닌 수용체를 활성화한다.

19 | 과목 성인간호학 | 난이도 ●○○ | 정답 ②

화상에 유의하며 미지근한 물로 발을 자주 씻어 청결을 유지한다. 발이 습하면 세균 감염의 위험이 있으므로 발가락 사이까지 신경 써서 잘 말려준다. 건조한 것도 좋지 않으므로 보습 크림을 발라준다. 매일 발을 관찰하며 상처, 티눈, 발톱의 상태, 발가락과 발의 색 등을 점검하고 굳은 살이나 티눈은 절대 혼자 제거하지 않고 병원에 방문한다.

20 | 과목 성인간호학 | 난이도 ●○○ | 정답 ③

림프부종을 예방하기 위해 수술 후 초기에 팔운동을 격려하고 수술한 쪽으로 눕는 자세를 피하고 팔을 심장위치 정도로 올려주어 림프배액을 증진시킨다. 림프부종이 발생하면 탄력 붕대나 압박 의복의 착용, 마사지 등으로 치료할 수 있다.

21

과목	성인간호학	난이도	●●○	정답	⑤

호흡성 알칼리증의 정상수치가 PaCO₂ 35mmHg 이하이다.

PLUS TIP 동맥혈액가스분석 정상수치

㉠ 호흡성 산증 : pH 7.35 이하/PaCO₂ 45mmHg 이상이며 대부분 과소 환기에 의해 발생한다. 두통, 흐린 시야, 빈맥, 의식저하, 과다환기 등과 같은 증상이 나타나며, 산소공급, 기관지확장제 등의 치료가 필요하다.

㉡ 호흡성 알칼리증 : pH 7.45 이상/PaCO₂ 35mmHg 이하이며 가장 흔한 원인은 호흡이 짧아지는 경우로 폐렴, 천식, 폐부종과 같이 폐 질환에서 나타나는 저산소혈증이다. 치료로는 배출된 이산화탄소 재호흡, 안정 취하기가 있다.

㉢ 대사성 산증 : pH 7.35 이하/HCO₃⁻ 22 mEq/L 이하이며 젖산산증, 당뇨성 케톤산증, 신부전 등이 원인이다. 치료는 중탄산 나트륨 투여 또는 수분전해질 교정이 있다.

㉣ 대사성 알칼리증 : pH 7.45 이상/HCO₃⁻ 26 mEq/L 이상이며 이뇨제 사용으로 인한 저칼륨혈증, 구토, 위 흡인 등이 원인이다. 기면, 혼돈, 부정맥 등의 증상이 나타난다.

22

과목	기본간호학	난이도	●●○	정답	③

위관 튜브가 알맞게 삽입된 경우 주사기로 위 내용물을 흡인했을 때 위액이 나오며, pH 테스트 종이 위에 주사기로 흡인한 내용물을 떨어뜨릴 때 위 내의 pH는 0 ~ 4, 폐나 소장 쪽 pH는 6 ~ 7의 결과가 나온다. 그리고 대상자의 검상돌기에 청진기를 대로 주사기로 공기를 주입하면 '쉬익' 하고 공기 소리가 들린다.

23

과목	기본간호학	난이도	●●○	정답	⑤

① 상부 기도 폐쇄 시
② 기계 호흡이 장기적으로 필요할 시
③ 기관 내 삽관의 기간이 길어지는 경우
④ 전신 마취 시 기계적 호흡이 필요한 경우에는 기관 내 삽관을 시행한다.

24

과목	여성건강간호학	난이도	●●●	정답	④

IgG는 임신 3기에 태반을 통과하는 면역글로불린으로 태아가 수동면역을 갖게 한다.

PLUS TIP 태반의 기능

태반은 동화와 이화기능 외에도 태아의 폐, 신장, 위, 장, 내분비샘의 작용을 하며, 특정약물이나 미생물과 같은 해로운 요소에 대한 방어 역할을 한다. 임부가 옆으로 누웠을 때 모체와 태아에게 최적의 순환이 가능하며 앙와위로 있으면 임신 말기 동안 자궁이 하대정맥을 압박하여 자궁과 하지에서 정맥혈이 하대정맥으로 유입되는 것을 방해한다.

25

과목	인체생리학	난이도	●●○	정답	③

헤파린은 동물 조직에서 추출한 것으로 실험용이나 치료용으로 많이 사용된다.

PLUS TIP 항응고제 종류

항응고제의 종류로는 헤파린, 비타민 K 길항제 등이 있다. 헤파린은 혈액 응고 시간을 연장 해 혈관 내 과도한 응고를 방지한다. 심부정맥 혈전증, 폐색전증, 협심증, 혈전증 치료를 위해 사용한다. 효과를 나타내기까지 1시간 정도가 소요되며 반감기가 짧다. 헤파린은 정맥주사를 통해 투여한다. 비타민 K 길항제는 대표적으로 와파린이 있다. 혈액 응고에 필요한 물질인 비타민 K의 활동을 억제시킨다. 헤파린과 달리 항응고 작용의 최대 시간이 며칠간 지속된다. 뇌졸중, 심근경색, 인공판막 환자의 폐색전증을 예방하기 위해 투여하며, 경구로만 투여한다.

26 | 과목 기본간호학 | 난이도 ●○○ | 정답 ③

① 1단계는 압력이 제거되어도 소실되지 않는 홍반이 있으나 피부는 손상되지 않은 상태이다.

② 2단계는 표피와 진피 층까지 부분적으로 손상된 단계이다.

④ 4단계는 피하지방뿐만 아니라 근육, 뼈, 지지조직의 광범위한 손상과 조직괴사를 포함한 완전 피부상실이 있다.

⑤ 미분류 욕창은 손상부위에 황갈색, 회색, 녹색의 딱지나 황갈색, 검은색 가피가 덮인 상태이다.

27 | 과목 기본간호학 | 난이도 ●○○ | 정답 ④

피부는 자외선에 의한 비타민 D 합성을 도우며, 이는 칼슘과 인의 흡수를 도와 뼈를 단단하게 한다.

28 | 과목 성인간호학 | 난이도 ●●○ | 정답 ②

② 수혈 시작 첫 1시간 동안은 15분마다 활력징후를 측정하고, 1시간 후부터 수혈이 끝날 때 까지 30분 간격으로 측정한다.

① 혈액형, 혈액 종류, 혈액 번호, 환자 정보의 일치여부 등을 2명의 간호사가 확인한다.

③ 적혈구는 점도가 진하며 적혈구의 크기를 고려해 18G ~ 20G 혈관 카테터로 수혈을 진행한다.

④ 전혈, 적혈구, 신선냉동혈장은 1 ~ 6도에서 냉장 보관하고 혈장과 혈소판은 실온 보관한다. 냉장상태에서 실온으로 반출된 혈액이 20분 이상 지나면 혈액에 변화가 있을 위험이 있어 폐기한다.

⑤ dextrose 용액은 적혈구 용혈을 초래할 수 있어 수혈 시 같이 사용하면 안 된다.

29 | 과목 기본간호학 | 난이도 ●○○ | 정답 ③

① 커프가 너무 넓으면 혈압이 낮게 측정된다.

② 커프를 느슨히 감으면 혈압이 높게 측정된다.

④ 커프의 압력을 정확하게 올리지 않은 경우 수축기 압력이 낮게 측정된다.

⑤ 환자가 팔에 힘을 주는 경우 이완기 압력이 높게 측정된다.

30 | 과목 성인간호학 | 난이도 ●●○ | 정답 ⑤

① 일과성 허혈성 발작은 일시적이고 국소적인 뇌 허혈에 의해 생긴 갑작스럽고 짧은 신경학적 기능부전이다.

② 뇌혈관연축은 지주막하출혈 이후 지주막하공간에 있는 혈관들이 수축을 일으켜 허혈성 신경학적 장애를 일으키는 것이다.

③ 뇌동맥류는 뇌혈관의 국소부위가 주머니 모양으로 팽창된 것으로 약해진 혈관이 파열되어 뇌실질 내 출혈과 지주막하출혈이 초래된다.

④ 동정맥 기형은 모세혈관에 선천성 결손이 있는 혈관병변이다.

31 | 과목 기본간호학 | 난이도 ●○○ | 정답 ③

① 편평음 - 대퇴부

② 둔탁음 - 간

④ 과도공명음 - 만성폐쇄성폐질환

⑤ 고음 - 공기가 가득 찬 위

32 | 과목 | 아동간호학 | 난이도 ●○○ | 정답 ① |

② 모로반사는 갑작스러운 충격이나 평형의 변화로 사지가 갑작스럽게 외전하며 뻗치고 손가락이 펼쳐지며, 그 후 사지가 굴곡 되고 내전되는 반사이다.

③ 긴장성 경반사는 신생아의 머리를 한쪽으로 돌리면, 그쪽의 팔과 다리는 신전되고 반대쪽은 굴곡되는 반사이다.

④ 페레즈 반사는 신생아를 딱딱한 면에 엎어 누인 채 엄지 손가락으로 천골에서 목까지 척추를 따라 누르면 울음, 사지굴곡, 골반과 머리를 들어 올리는 반사이다.

⑤ 파악반사는 손가락과 발가락을 건드리면 손과 발바닥을 오므리는 반사이다.

33 | 과목 | 아동간호학 | 난이도 ●●● | 정답 ② |

팔로4 증후는 청색증형 선천성 심장병 중 가장 흔한 것으로 폐동맥협착, 심실중격결손, 대동맥우위, 우심실비대로 구성되는 네 가지 해부학적 특징을 갖는 질환이다.

34 | 과목 | 기본간호학 | 난이도 ●○○ | 정답 ④ |

① 운반차에 이송 시 안전을 위해 적용하는 것은 벨트 억제대이다.

② 피부 질환이 있는 경우 긁는 행위를 방지하기 위해 적용하는 것은 장갑 억제대이다.

③ 신체에 삽입되어 있는 기구나 드레싱을 보호하기 위한 것은 장갑 억제대 및 사지 억제대이다.

⑤ 휠체어에 앉아있는 동안 억제해야 하는 경우에는 자켓 억제대를 사용한다.

35 | 과목 | 여성건강간호학 | 난이도 ●●○ | 정답 ③ |

젖샘 발육에 관여하는 호르몬은 에스트로겐, 프로게스테론, 인슐린, 코르티솔, 프로락틴, 성장 호르몬, 태반락토젠 등이 있다.

36 | 과목 | 여성건강간호학 | 난이도 ●●○ | 정답 ④ |

④ 에스트로겐이 결핍되어 골형성을 억제하고 골흡수를 촉진해 골 소실이 가속화 된다.

① 50세 전후에 자연적으로 월경이 끝나는 것을 생리적 완경, 40세 이전에 월경이 끝나는 것을 조기 완경이라고 한다.

② 완경기 증상 중 가장 먼저 나타나는 증상은 안면 홍조이다.

③ 완경이 되면 뇌하수체의 난포자극 호르몬(FSH)는 증가하고, 황체화 호르몬(LH)는 저하된다.

⑤ 질 내부의 pH가 산성에서 알카리성으로 증가한다.

37 | 과목 | 아동간호학 | 난이도 ●○○ | 정답 ③ |

APGAR는 신생아가 태어나면 아기의 상태를 평가하는 신생아 초기 사정 도구이다. 심박동, 호흡 능력, 반사 능력, 근육 긴장도, 피부색 5가지를 사정하며 출생 후 1분, 5분 2번 사정한다.

38 | 과목 | 지역사회간호학 | 난이도 ●●○ | 정답 ③ |

① 유기용제 중독

②④ 중금속 중독

⑤ 직업성 암 유발

39 | 과목 | 기본간호학 | 난이도 ●○○ | 정답 ② |

① 출혈 – 혈압 저하

③ 칼륨이 많은 식사 – 혈압 저하

④ 교감신경계 흥분 – 혈압 상승

⑤ 외부 열에 노출 – 혈압 저하

40 | 과목 | 정신건강간호학 | 난이도 | ●●○ | 정답 | ① |

② 이인성 장애는 자신이 자신의 실제 모습으로부터 떨어져 있다는 느낌이며, 마치 꿈속에 살고 있다고 느낀다.

③ 해리성 기억상실은 특별하고 중요한 시기의 것을 기억하지 못하는 상태이다.

④ 해리성 둔주는 자신의 과거나 자기 신분 및 정체성에 대한 기억을 상실하는 것이다.

⑤ 해리성 혼미는 사회적 또는 심리적 원인으로 장시간 동안 꼼짝 않고 누워 있거나 말하거나 의도적인 동작이 거의 없는 상태이다.

41 | 과목 | 기본간호학 | 난이도 | ●●○ | 정답 | ⑤ |

호흡 기능을 증진하고 폐의 환기량을 증가시키기 위해 심호흡 및 기침을 격려한다.

42 | 과목 | 지역사회간호학 | 난이도 | ●●○ | 정답 | ④ |

① 제1단계(고위 정지기)는 후진국형으로 출생률과 사망률이 모두 높은 인구 정지기이다.

② 제2단계(초기 확장기)는 경제 개발 초기 단계 국가로 사망률은 낮은데 출생률은 높은 인구 증가 단계이다.

③ 제3단계(후기 확장기)는 경제발전국가 단계로 사망률은 거의 없으며 출생률도 감소하여 인구 성장이 둔화되는 단계이다.

⑤ 제5단계(감퇴기)는 출생률이 사망률보다 낮은인구 감소 단계이다.

43 | 과목 | 지역사회간호학 | 난이도 | ●●● | 정답 | ① |

국민의 최저 생활을 보장하고 자립을 지원하는 제도는 사회보장제도이다.

PLUS TIP 우리나라의 의료보장제도

우리나라의 의료보장제도는 사회보험의 일종인 국민건강보험과 공공부조인 의료급여로 구성되어 있다.

㉠ 국민건강보험 : 일상생활의 우연한 질병, 부상 등으로 인해 일시에 국민이 과중한 경제적 부담을 지게 되는 경우 그 부담을 경감 시켜 주는 제도이다. 평소에 보험료를 내면 기금화 하였다가 사고가 발생할 경우 보험급여를 해줌으로써 국민 상호 간 위험을 분담하고 의료서비스를 제공하는 제도이다. 법률에 의해 강제 가입, 납부 될 수 있으며, 부담능력에 따라 차등 부담된다. 적용 대상은 의료 급여 대상자를 제외한 국민(직장가입자, 지역가입자)이다.

㉡ 공공부조 : 국가 및 지방자치단체의 책임 하에 생활 유지 능력이 없거나 생활이 어려운 국민의 최저 생활을 보장하고 자립은 지원하는 제도이다. 소득 및 의료를 보장해 주는 제도로 기초생활 보장, 의료 급여를 지원해준다.

44 | 과목 | 간호관리학 | 난이도 | ●○○ | 정답 | ③ |

마케팅 믹스(4P)의 구성요소는 제품(product), 가격(price), 유통(place), 촉진(promotion)이다.

45 | 과목 | 정신간호학 | 난이도 | ●●○ | 정답 | ③ |

① 분열성 인격 장애는 대인 관계 형성 능력에 심각한 문제가 있는 것을 말한다.

② 분열형 인격 장애는 망상이나 환각 없이 이상한 행동, 사고, 대인 관계 장애 등을 보이는 것을 말한다.

④ 반사회적 인격 장애는 사회 규범을 무시하고 지속해서 반사회, 범죄 행위를 저지르는 것을 말한다.

⑤ 히스테리성 인격 장애는 타인의 관심을 끌기 위해 과장된 행동을 보이나 실제로는 깊은 인간관계를 맺지 못한다.

46 | 과목 | 정신건강간호학 | 난이도 | ●●● | 정답 | ②

① 부정은 현재 상태를 무시하는 것으로 불쾌한 현실에서 도피하고자 할 때 나타난다.

③ 왜곡은 내적 요구에 맞춰 외부 현실을 변형시키는 것으로 망상적 우월감 등이 있다.

④ 해리는 정서적 갈등이나 스트레스 요인을 피하고자 개인의 성격이나 정체감을 일시적으로 변경하는 것이다.

⑤ 합리화는 용납될 수 없는 감정, 사고, 행동에 대한 이유나 변명으로 개인의 행동을 정당화하는 것이다.

47 | 과목 | 성인간호학 | 난이도 | ●●○ | 정답 | ②

①③④⑤는 류마티스 관절염에 대한 설명이다.

48 | 과목 | 간호관리학 | 난이도 | ●●○ | 정답 | ②

개인 간 갈등 원인 중 개인적인 요인은 상반된 가치관, 지나친 기대, 미해결된 갈등 등이 있고, 업무적 요인에는 공동책임의 업무, 무리한 업무 마감, 시간적 압박, 중복된 업무 등이 있으며, 조직적 원인에는 제한된 자원, 의사소통의 결핍, 조직계층의 복잡성, 산만한 의사결정 등이 있다.

49 | 과목 | 성인간호학 | 난이도 | ●●○ | 정답 | ③

월경기 여성들은 유방이 가장 부드러워 지는 시기인 월경이 끝난 후 5 ~ 7일 이내에 시행하는 것이 적절하다.

PLUS TIP 유방암 자가검진

유방 자가검진 교육은 매월 월경이 끝난 직후 5 ~ 7일 사이 유방이 가장 부드러울 때 시행한다(완경 후에는 매월 일정 일을 정해서, 피임약을 복용하는 경우에는 새로 복용을 시작하는 날짜에 시행한다). 자가 검진을 하는 방법을 다음의 순서와 같다.

㉠ 거울 앞에서 유방을 본다.

㉡ 차렷 자세, 두 팔을 위로 올린 자세, 두 손을 허리에 대고 앞으로 숙인 자세를 차례대로 시행하여 유방과 유두의 대칭성 및 피부 상태 등을 관찰한다.

㉢ 똑바로 누워 왼쪽 또는 오른쪽 어깨와 등 아래에 두꺼운 수건이나 베개를 받치고 왼손 또는 오른손을 머리 뒤에 괸다.

㉣ 반대편 가운데 세 손가락으로 유방조직을 부드럽게 둥글리는 모양으로 촉진한다.

㉤ 양쪽을 완전히 체계적으로 해야 한다.

50 | 과목 | 간호관리학 | 난이도 | ●●○ | 정답 | ③

간호사가 병원 물품을 많이 사용하므로 일선 간호사의 관심이 중요하고, 질적인 간호 제공에 도움이 된다.

서울대학교병원 전공교과기능시험 모의교사

간호사 전공시험

성명

수험번호							
⓪	⓪	⓪	⓪	⓪	⓪	⓪	⓪
①	①	①	①	①	①	①	①
②	②	②	②	②	②	②	②
③	③	③	③	③	③	③	③
④	④	④	④	④	④	④	④
⑤	⑤	⑤	⑤	⑤	⑤	⑤	⑤
⑥	⑥	⑥	⑥	⑥	⑥	⑥	⑥
⑦	⑦	⑦	⑦	⑦	⑦	⑦	⑦
⑧	⑧	⑧	⑧	⑧	⑧	⑧	⑧
⑨	⑨	⑨	⑨	⑨	⑨	⑨	⑨

번호	답란					번호	답란				
1	①	②	③	④	⑤	26	①	②	③	④	⑤
2	①	②	③	④	⑤	27	①	②	③	④	⑤
3	①	②	③	④	⑤	28	①	②	③	④	⑤
4	①	②	③	④	⑤	29	①	②	③	④	⑤
5	①	②	③	④	⑤	30	①	②	③	④	⑤
6	①	②	③	④	⑤	31	①	②	③	④	⑤
7	①	②	③	④	⑤	32	①	②	③	④	⑤
8	①	②	③	④	⑤	33	①	②	③	④	⑤
9	①	②	③	④	⑤	34	①	②	③	④	⑤
10	①	②	③	④	⑤	35	①	②	③	④	⑤
11	①	②	③	④	⑤	36	①	②	③	④	⑤
12	①	②	③	④	⑤	37	①	②	③	④	⑤
13	①	②	③	④	⑤	38	①	②	③	④	⑤
14	①	②	③	④	⑤	39	①	②	③	④	⑤
15	①	②	③	④	⑤	40	①	②	③	④	⑤
16	①	②	③	④	⑤	41	①	②	③	④	⑤
17	①	②	③	④	⑤	42	①	②	③	④	⑤
18	①	②	③	④	⑤	43	①	②	③	④	⑤
19	①	②	③	④	⑤	44	①	②	③	④	⑤
20	①	②	③	④	⑤	45	①	②	③	④	⑤
21	①	②	③	④	⑤	46	①	②	③	④	⑤
22	①	②	③	④	⑤	47	①	②	③	④	⑤
23	①	②	③	④	⑤	48	①	②	③	④	⑤
24	①	②	③	④	⑤	49	①	②	③	④	⑤
25	①	②	③	④	⑤	50	①	②	③	④	⑤